做自己的心理医生

现代人的心理困惑和
自我疗愈策略

李文博————著

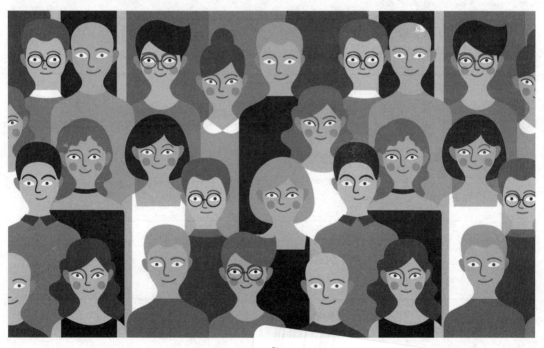

台海出版社

图书在版编目（CIP）数据

做自己的心理医生：现代人的心理困惑和自我疗愈
策略 / 李文博著 . -- 北京：台海出版社，2021.7
ISBN 978-7-5168-3017-8

Ⅰ. ①做… Ⅱ. ①李… Ⅲ. ①心理保健—通俗读物
Ⅳ. ① R161.1-49

中国版本图书馆 CIP 数据核字（2021）第 104265 号

做自己的心理医生：现代人的心理困惑和自我疗愈策略

著　　者：李文博

出 版 人：蔡　旭　　　　　　　　封面设计：华业文创
责任编辑：吕　莺

出版发行：台海出版社
地　　址：北京市东城区景山东街 20 号　　邮政编码：100009
电　　话：010-64041652（发行，邮购）
传　　真：010-84045799（总编室）
网　　址：www.taimeng.org.cn/thcbs/default.htm
E - m a i l：thcbs@126.com

经　　销：全国各地新华书店
印　　刷：三河市华润印刷有限公司
本书如有破损、缺页、装订错误，请与本社联系调换

开　　本：710 毫米 ×1000 毫米　　　1/16
字　　数：207 千字　　　　　　　　印　　张：15
版　　次：2021 年 7 月第 1 版　　　印　　次：2021 年 9 月第 1 次印刷
书　　号：ISBN 978-7-5168-3017-8

定　　价：48.00 元

序　言

　　或许你周围有或者你本身就是这样一种人：

　　会忽然间感觉心理压抑，做什么都没有兴趣；到了一个新的环境，你会感觉到局促不安；情绪低落的时候，你对光、声音或者气温有着敏锐的感受能力，即使一丁点也会受到干扰；与人交往的时候，你非常在意别人的态度，有时即使一句无心的话也会让你难以释怀；在路上开车，遇到有人不遵守交通规则，你会顿时火冒三丈；面对亲朋好友尤其是家人，你虽然内心特别热爱，但却总是言不由衷地表现出自己最坏的一面，冲他们发脾气；你不擅长拒绝别人，在违心答应别人一件事之后，你对自己非常愤怒，觉得自己无能；你容易自责，容易自我怀疑，容易产生负面情绪并沉溺其中……

　　上面这些，只是现代人心理问题中的一小部分，其实我们每个人每天都面对着各种心理压力，当这些心理压力大到一定程度之后，心理问题也就出现了。

　　我国公共卫生研究机构发现，现代中国人几乎都面临着各种各样的心理问题，而长期处于问题当中的人约有 15%~20%，这已经是一个非常值得关注的数据了，这说明心理问题正慢慢取代肥胖问题、心脑血管问题，成为影响中国人健康最大的因素。

　　其实，只要是习惯思考的人都能够察觉，自己经常会处于各种各样的问题心理当中，我们困扰的是怎么样去解决这些问题。

　　是求助于心理医生吗？我国心理学人才的培养远远赶不上社会的需

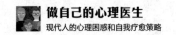

求，现在即便是北上广等大城市，合格心理医生在人群中的比例也是非常低的。

是开始系统学习心理学吗？那当然更不可能，我们没有那么长的时间和精力，更何况很多心理问题是迫在眉睫的，远水解不了近渴。

那么应该怎么办呢？为了帮助读者解决这个困扰，我撰写了这本书。我的初衷是，用心理学的方式，帮助读者点对点的解决一些日常生活中常见的心理问题。我们知道哪些问题比较常见，也知道如何去解决这些问题，那么便不需要系统地、深入地挖掘人内心，只需要能够一些瞬间应用的小方法就可以了，所谓标本兼治当然是最好的，但在完全没有办法实现这一点时，即便是治标也依然是不错的选择，读这本书，哪怕只帮助读者解决了路怒症、躁郁问题这些小问题，我觉得就已经成功了。

心理状态本身就是我们生活的一部分，不仅影响我们的思想，还控制我们的行动，决定我们的命运。那些不能很好地掌控自己心理状况的人，也无法掌控自己的命运，因为现代社会的巨大压力让他们根本无法面对，他们也无法面对生活中的挫折和失败。

一个不了解自己的心理状况的人，在遇到挫折和失败后，容易陷入抑郁情绪的包围中。他们觉得自己是这个世界上最倒霉的人，觉得生活对自己真是太不公了，觉得老天就是不想让自己成功。他们还会跟那些比自己强、比自己顺、比自己运气好的人比较，让自己更加沮丧，于是自怨自艾，就此沉沦。

这还仅仅是一个小例子，更不要说生活中还有很多类似于亢奋心理、嫉妒心理、社交心理、亲密关系心理等多个角度的实际场景了。所以，只有正确认识自己的心理问题，并学会掌控自己的心理状况，才能变成一个内心强大的人，才能走出负面情绪的包围，重新发现一个崭新的世界。

心理学是一门让人收获智慧与幸福的艺术，因为心理学跟你的生活息息相关，无论是学习、工作、婚姻、社交等，心理学的知识都无处不在。

这本书重点不在于教授读者那些深奥的理论，或者让读者学习繁杂的知识来分析社会心理，而在于逐步引导读者，让读者能像心理医生一样思考，用心理医生的思维方法去解析自己的心理状态，用心理学的方法去解决自己面对的问题。

　　心理学是健康人的选择，请翻开本书，开始你的发现心理之旅吧，我们期待与你更进一步的交流！

目　录

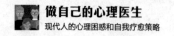

第八章　认知恐惧:你在害怕什么? 心理学或许有答案

第一章

心理认知

当我们发脾气的时候，我们在气什么？

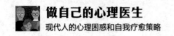

你为什么会生气？你对自己的心理状况了解多少？

《三国演义》里武乡侯骂死王朗自然是小说的演绎，但是在现实生活中，因为与人争执而情绪激动到生病乃至于殒命的却并不罕见。

苏格兰人约翰·亨特是英国病理解剖学的奠基人，他是第一个成功进行动物器官移植的医生，被视为当时最伟大的医学工作者。然而这样一个伟大的医生，却治不好自己的"病"。

亨特的病就是情绪失控，他的脾气非常暴躁，常常处于情绪亢奋的状态，久而久之，他患上了心脏病，冠状动脉也有严重问题。对于自己这些问题，亨特并不是没有意识，他就经常和周围人开玩笑说："谁要是想杀掉我，只要激怒我就行了。"

在日常生活中，他就有好几次因为和妻子吵架而进了医院。后来在一个学术研讨会上，一位同行和他无意间的争吵让亨特瞬间血压升高，导致冠状动脉栓塞，最后抢救不及病逝在了去医院的路上，一代医学大师真的就这样被气死了。

想必大多数人没有想过将情绪和生命这样严肃的事情联系在一起，但其实像亨特一样因情绪问题而失去生命的情况并不少见。所以，情绪问题已经上升到让我们不得不重视的程度。

其实不只是这种争吵中的负面情绪问题，那些因为打麻将和牌而猝死，因中彩票而血压上升被送进医院的事情我们不也是屡见不鲜吗？情绪存在于我们生活的每个瞬间，影响着我们的生活乃至于生命。那么，什么是情绪呢？

我们很少直接说"情绪"这个词，我们日常用得比较多的是"我心情不错""我感觉有点难过"……我们表达的是一种情绪，但我们用的"心情""感觉"这类词汇并不能和"情绪"画上等号。

情绪是对一系列主观认知经验的通称，是多种感觉、思想和行为综合产生的心理和生理状态。情绪包含着表层、核心和机制的内容。它通过面部表情、言语声调、肢体动作等形体活动表达出来，因此也是我们识别他人情绪、情感的重要线索。

研究人员通过观察婴儿的面部表情，发现哭、微笑、大笑这三种不同的行为在婴儿时期就可以表现出来，先天性眼盲的儿童表现这三种行为的形式和那些视力正常的儿童是一样的。这也就说明，这些表情是先天的，不需要学习就会的。

另外，研究者还通过下面这个实验排除了种族对表情的影响。他们对美国和日本 5—12 个月大的婴儿进行了研究，将每个婴儿的手腕抓住并交叉叠放在腹部，然后将每个婴儿的反应都拍摄下来。

结果发现，两个不同种族的婴儿在面对这种情况时，面部肌肉运动的方式是相同的，都是痛苦的表情。也就是说，有些情绪在全世界都是用同样的形体活动来表达的。

我们用于表达情绪的方式中用的最多的还是语言，但如果情绪非常复杂，语言有时都很难将其准确地表达清楚，那我们会用肢体动作来进行辅助。有时我们会随着音乐自然地摆动身体，我们这时的情绪会随着音乐而变化，这种情绪可能很难用确切的语言说出来，于是我们的身体就代替语言，把感受表达出来了。

我们的语言有时会出于礼貌或者其他主客观因素而撒谎，但我们的身体不会，一些下意识的情绪会在我们不经意的时候从身体里流露出来。

那么，情绪是怎样与生命链接的呢？当情绪冲刺在我们的内心时，它往往会以某种非建设性的行为表达出来，表达的结果就是使人生病。

长期处于愤怒当中的人，往往容易患上三叉神经痛，这是有其内在机理的。三叉神经是脑神经的组成之一，人的情绪是需要通过脑神经传递的，而愤怒尤其是暴怒是对脑神经强烈的刺激，严重时甚至会导致脑神经紊乱。

我们做一个比喻：一条河流本来缓缓地流淌，即便偶尔有涨水也是缓慢的、可控制的，在这种情况下河床是不会遭到损坏的。然而，突然间遭遇到上游水库开闸放水，瞬间不可控制的水量进入河道，那么河床就必然会被破坏。

愤怒就是一种短时间的强烈刺激，这种刺激让脑神经瞬间进入亢奋状态，这种状况经常出现，就会导致包括三叉神经在内的脑神经压力过大，因而让人头疼。脑神经还包括视神经等，因而我们常听说被气得"眼前一黑"，也是出于同样的生理原因。

因此，我们就可以得出一个结论，情绪产生之后是不会凭空消失的，它需要主动或被动地释放出去，或者主动以行为或语言的形式表达出去，或者被动释放在我们的身体当中，从而给人造成种种负面的影响。

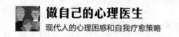

情绪便利贴

情绪是每个人都有的，是人正常的生命活动，它表现在人的言行举止、表情动作上，影响人对他人他事的态度和方法，最终也会影响到人自己的生命健康。

坏脾气为什么会传染？了解消极心理的产生和蔓延

有时候，你会发觉自己处于一团糟糕的生活当中，四周充满恶劣消极的情绪，觉得生活简直糟透了，所有人都让你心烦，所有事都让你力不从心，你觉得自己真的很失败。但是，你有没有想过这一切可能都是由你自己造成的？

女老师今天很不高兴，她在来学校的路上弄脏了新买的鞋子。到了学校，一个调皮的学生正在捣蛋。女教师正好有气没处撒，一时没忍住把气全都撒在了这个调皮的学生身上。小男孩儿无故被骂了一顿，感觉十分委屈，回家就跟当领导的爷爷大吵大闹。爷爷不敢得罪自己"小祖宗"，就对司机"鸡蛋里挑骨头"。司机不敢和领导犟嘴，回家就把气撒在女朋友身上，而他的女朋友就是那位女老师。

你可能会觉得上面的故事更像是一个笑话，然而不能否认的是，当你带着负面情绪去面对别人时，你很少会得到善意和积极的对待。你对别人生气，对别人发火，对别人不耐烦，对别人不屑搭理，这些都是将负面情绪传递给别人。当别人也试图将负面情绪扩散出去之后，那么你周围便会形成一个负面情绪聚集的环境。

负面情绪会相互传染，这是有科学依据的。美国洛杉矶大学医学院心理学家加利·斯梅尔教授曾经做过一个实验，让一个开朗、乐观的人与一位愁眉苦脸、抑郁难解的人同处一室。结果不到半个小时，这个原本乐观的人也开始变得长吁短叹起来。无独有偶，美国密歇根大学心理学家因勒教授的另一个实验则表明，只需要 20 分钟，负面情绪就可以在人群当中扩散开来。

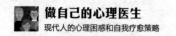
负面情绪就是这样在我们的身边蔓延，进而产生恶劣的影响，最终让我们陷入一团糟的生活当中。那么，如何能够消除这种影响呢？

负面情绪主要源自我们无法控制内心，任由恶劣情绪的蔓延，如同那个把自己鞋子弄脏的女老师一样，将怨气转移到了孩子身上。孩子当然是受害者，但她自己也没有获得什么好处。如果她能够控制内心，即便生气也试着忍耐，不对孩子撒气，那么结果就完全不同了。当然，用压制坏情绪的方法控制情绪，只是我们控制情绪的初级阶段，真正善于掌控自己情绪的人，应该是将负面情绪化于无形，通过内心的活动将负面情绪化解，让自己完全不受负面情绪的影响。

有一位作家和朋友在街上闲逛，路过一个报摊的时候买了一份报纸。接过报纸，作家对报摊的老板礼貌地说了一声"谢谢"，但没想到对方却露出一个很不屑的表情。看到这个表情，作家的朋友很不高兴，作家却不以为意，笑了笑走开了。

两人走了一段距离，作家的朋友忍不住问："刚才那个报摊的老板对你的态度那么差，你怎么一点儿都不生气？"

作家笑着说："我经常来他这里买报纸，他从来都是这样的，没什么大不了的！"

朋友更惊讶了："既然他对你的态度这么差，你为什么还要来他家买？"

作家淡定地说："因为他的报摊离我家近啊，我要的只是他的报纸，至于他对我的态度，这和我有什么关系呢？"

这位作家无疑是一个自控能力很强的人，他对待外来不良情绪的态度很值得我们学习。如果你的情绪经常受到负面情绪的影响，那就要学会提升控制情绪的能力，让内心活动多一些，将负面情绪疏散。

内心活动，就是通过思维想法将负面情绪转化成正常的情绪，如上述那位作家，在遭遇报摊老板的不屑时，内心愤怒是很正常的，但在愤怒的时候，他却可以在心里想：他不屑的表情不是因为我做错了什么，而是因为他正在不高兴，可能他遇到了什么烦心事儿，而即便他不屑于我，我也完全没必要把他放在心上，他是一个报摊老板，我和他的交集只不过是我要买他的报纸而已。

这一套心理活动进行下去，负面情绪就在无形之中消失了。从这个角度讲，善于组织内心活动就等于提升了自己对负面情绪的免疫力。

生活是自己的，内在的情绪也是自己的，让生活中的负能量影响情绪，或让负面情绪搅乱生活，都是极其愚蠢的行为。

英国诗人约翰·米尔顿说过："一个人如果能够控制自己的激情、欲望和恐惧，那他就胜过国王。"负面情绪就像空气一样流动在人群中，只有那些内心强大的人才能对它产生抗体，进而将它阻挡在体外，不让负面情绪对自己的生活造成干扰。

情绪便利贴

掌握情绪一个重要的法则就是丰富内心活动，通过内心活动的方式，变负面情绪为正面情绪，变负能量为正能量。当我们的心里不再有负面情绪之后，就会发现生活顿时美好了许多。

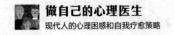
冲动之后接着便是自责和内疚

王伟本是一名即将毕业的警校学员，无论如何也没想到毕业前夕的他会锒铛入狱。一天，王伟和几个同学到迪厅玩，其中有一名王伟喜欢的女生。他们在舞池里跳舞的时候，几个小流氓凑过来，调戏了王伟心仪的女生，还对王伟施以拳脚。愤怒的王伟一下子爆发了，他拎起一个啤酒瓶向其中一名小流氓砸过去。小流氓应声倒地，被确诊为重度脑震荡，王伟因此事被判刑。"我本不该冲动的！"王伟后悔不迭。

心理学家称，冲动中的人会竭力释放自身的负能量，理性思维能力和情绪控制能力会同时下降，别人的好言相劝、自己的理性经验全都会被抛在脑后。因此，平日里行为冲动的人遇事一定要三思而行，切忌在情绪冲动的时候做出令自己后悔终身的事。

冲动犹如一匹失控的烈马，它桀骜不驯，破坏力极大，但是缰绳始终握在我们手中。当别人说出了触犯我们的话或是做出了触怒我们的举动，只需要很短的时间，我们就可以重新恢复理智。总之，一定要在冲动给我们带来不良影响之前将它消灭。

当冲动扑面而来，可以试图用一些无关紧要的举动"干扰"自己的亢奋情绪。可以做其他的事情，把注意力转移一下，头脑不在引起冲动的问题上"死磕"，这样那股冲动的能量就会渐渐消退。冷静、理智地面对那个带给我们刺激的人或事物，用沉默和不屑来应对，不做无聊事情的牺牲品。再或者，我们可以选择到宁静平和的环境中去，"眼不见心不烦"，良好的环境对心情有很大的疗愈作用。

冲动当前，理智的人懂得多方面思考。当我们即将做出非理性的举动时，不妨想一想此举有可能造成的严重后果。另外，我们也可以进行换位思考，对方的内心可能也同我们一样压抑着情绪，或是我们误解了对方的意图，等等，如此可以帮助我们迅速"冷却"冲动的火焰，把自己从冲动的"地狱"中拉出来。

俞敏洪说过："生活中，人们经常把冲动误作勇敢。因为两者的外在表现是一样的：敢于放弃别人所不愿放弃的，敢于尝试别人所不愿尝试的。冲动往往是缺乏目标与规划的盲动，而勇敢是为了梦想而深谋远虑的行动。"

特别是面临人生选择时，我们一定要分清楚自己的举动是否属于"盲动"。比如一时冲动下，选择了不适合的工作或者嫁了不爱的人。

每个人都曾经多多少少受过内疚情绪的影响。健康积极的内疚情绪是有益处的，它可以提醒我们改善自己的言行举止，照顾他人的情绪要求，规范我们的言行向更好的方向发展。然而，现实当中也不免出现过度内疚，影响到其心理状态的人。

《唐山大地震》电影中，一位因在关键时刻被迫"二选一"、放弃女儿选择救儿子的母亲，一生都活在内疚当中。过度内疚者的心灵往往背负着沉重的枷锁，令他们身陷往事的痛苦中，甚至导致精神失常或结束宝贵的生命。

一位哲人说得好："内疚的人是生活在过去的人，他们不去体验现在的快乐，更没有明天的梦想，他们仅仅在不断地反省自己的错误与过失。"

与其说他们沉浸在过去无法自拔，不如说他们意志力薄弱、心理脆弱，没有开始新生活的勇气。若如此沉溺于过去的阴影当中，终会对不起未来。耽于往事的人终将一事无成。

泰戈尔有句名言："如果你为错过太阳而哭泣，那么你也将错过星星。"无论过去曾有怎样的痛苦经历，内疚、后悔解决不了任何问题。篮球赛场上的罚球就是如此。平时训练，运动员们几乎百发百中，而在争分夺秒、

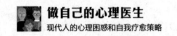

热火朝天的赛场上，命中率很大程度上靠心态决定。特别是在罚失一球的情况下，第二投能否顶住压力，就成了能否罚进的关键。善于把控内心的人懂得在适当的时候断开内疚心理的枷锁，以实际行动证明一个改过后的自己。

步依繁是一位企业家，平时日理万机的他把心思精力都投入到生意当中了。他的父母逐渐年迈，希望儿子能常回家看看。然而，步依繁一心扑在事业上，总想着有所成就再回报父母。天有不测风云，步依繁的父亲突发心脏病，撒手人寰。母亲由于接受不了如此残酷的现实，整日在家不肯出门，以泪洗面。受到巨大打击的步依繁整天沉浸在内疚自责当中，深深地懊悔自己没有多陪陪父母。一位朋友知道此事，专程来看整日借酒浇愁的步依繁。朋友劝道："人死不能复生，趁你母亲还在世，好好孝顺，也是告慰你父亲的在天之灵啊。"步依繁恍然大悟，立刻把忧郁的母亲接到身边，下班有空陪母亲聊天，节假日陪着母亲出游。步依繁的母亲逐渐恢复健康，情绪也稳定多了。

如上事例所言，有些遗憾我们的确无法弥补，但是早日从内疚的情绪中解脱出来，可以使得我们每天活在希望中。内疚者要学会对自己宽容，让自己过得轻松愉快，这也是对亲朋好友最大程度的负责。

情绪便利贴

冲动是一种不理智的行为。对冲动失控，就是对自己的人生失控。内疚是对自己的二次伤害，当一个人从心底放下内疚，才是完全放过自己。用理智控制冲动和内疚，我们就会生活得更加快乐。

特殊心理状态，成年人为什么会空虚无聊

空虚和无聊是谋害生命的两大恶劣情绪，它们潜藏在每个人的内心深处，在我们失去目标或情绪低落时偷偷溜出来，阻碍我们过上高质量的生活。

其实空虚和无聊并非生活真实的一面，它只是人在对前路迷茫、无所事事的时候传达给自己的一种负面情绪。陷入这类情感的人既对当下没有目标，也对未来看不到美好希望。空虚和无聊不过是精神贫乏的人给自己平淡乏味的生活所找的借口，实则是对本该努力奋斗的生活的一种逃避。

法国化学家维克多·格林尼亚出生在一个当地很有名气的造船厂业主家庭里。家境优裕，加上父母的溺宠，年少轻狂的他便有了不务正业的资本，整天游手好闲、花天酒地，把大好的青春用来跟年轻姑娘们谈情说爱。一次酒会上，格林尼亚邀请一位美丽的女伯爵跳舞。女伯爵对这位娇生惯养的公子哥心生反感，不客气地在众目睽睽之下对格林尼亚说："请离我远一点，我最讨厌被你这样的花花公子挡住视线！"格林尼亚被这句话羞得无地自容。他猛然醒悟，开始下定决心与自己荒唐的生活一刀两断。

格林尼亚离开家，四处求学。经过名师指点，加上他的努力，用了两年时间补上了过去耽误的全部课程。在里昂大学，他遇见了改变他一生命运的菲利普·巴尔教授。这位昔日的浪荡公子在 1912 年荣获诺贝尔化学奖。得奖后的某天，格林尼亚突然收到那位曾经当众羞辱他的女伯爵的来信。信中只有一句话："我永远敬爱您！"

无聊和空虚的背后，往往潜伏着复杂的负面情绪。即便一个天资聪

颖的人，若不付出努力，最终也只得沦为平平之辈。每个人都要把握好自己，不让自己陷入空虚无聊的深渊中，这样才能在残酷的现实中找到属于自己的幸福。

有不少人非常害怕这样一种状态：独处。独处常常能显露一个人内心世界是丰富还是空虚，在跟自己坦诚相见的过程中，人的空虚感会非常明显地显现出来。常见欢声笑语的人群里依然有寂寞的人，他们有着看似丰富的周末时光，不错过任何一次戏剧、展览、聚会或者出游，他们看似有许多人围绕，可是仍然摆脱不了内心的空虚。让这些人深感空虚的，不该是外面的世界，而是他们空虚的内心。

独立走向成熟的人一定能经受面对一个人的时光，他们往往利用独处的时光同自己的心灵对话。有很多看似内向的人却能发掘出丰富的内心世界来，他们独自阅读、独自旅行，内心却是一片鸟语花香。天真的孩童最能做到回归自己，他们可以做到几小时玩一颗玻璃球，或者看一群蚂蚁搬家。用一种安闲的态度过自足的生活，我们也就不会对外界要求过多。

当一个人没有目标，空虚和无聊也就不足为奇了。目标像是大海航行中前方的一座灯塔，虽不能帮我们完全驱散周围的黑暗，但可以给我们足够的勇气和动力努力向前。即使是很小的目标，比如在周一为自己买一张周末上映的电影票，这样就有可能度过充满干劲的一个星期。当然，目标是一定要落实到行动中来的。忙碌时我们渴望休息，而当我们无所事事的时候，无聊和空虚就会乘虚而入。一些富豪明明有着一生吃穿用度不愁的财富，却依然选择通过工作来帮助自己活出一个健康精彩的优质人生。

小丁的奶奶今年七十有余，比起同龄人来，身子骨十分硬朗，气色也相当不错。和一些早早享受退休生活的老人不同，小丁奶奶习惯了什么事都亲力亲为。老人家买菜、做饭、洗衣那个也不耽误，还把家里收拾得井井有条。小丁的父母平时工作繁忙顾不上家，他们觉得母亲太辛苦，便给丁奶奶请了一个保姆。于是，所有家务活都被保姆揽去了，小丁也到外地上大学。如此一来，小丁奶奶突然觉得心都空了。几个月后，一向硬朗的小丁奶奶突然生病了，整天吃不好饭，夜里还失眠，可急坏了丁家所有人。医生检查后，说原因居然是太闲了。原来小丁奶奶几个月来无所事事，失去目标的她空虚又难过，自然就生了病。医生提议，让小丁奶奶参加社区活动，多跟邻居朋友聊聊天，还可以养小猫小狗。丁家人自然是照做了。一段时间后，小丁奶奶果然变得气色红润，对生活也更有希望了。

我们在感到空虚无聊的时候，不妨找出一点兴趣爱好。假如你是个喜爱下棋的人，不如多看几本棋谱，找几个同道中人切磋一下；假如你喜欢唱歌，不如把自己擅长的曲目练习一下，不仅聚会交友的时候可以露一手，没准还能在公司的年会等活动场合派上用场呢。拥有的兴趣爱好越广泛，空虚无聊的可能性就越低。总有喜爱的事情可做，我们就能够把每天过得滋润又充实。

情绪便利贴

车尔尼雪夫斯基有句名言："生活只有在平淡无味的人看来才是空虚而平淡无味的。"一个将空虚与无聊认为是人生主旋律的人，是不可能享受到生活的美好的。切记，一定不要让空虚和无聊成为生活的主角，如此，等待你的将是一个精彩的人生。

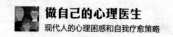

你为什么会被一句话轻易激怒

生活中，我们总能遇上这样一种人：情绪起伏非常大，就像小孩子一样喜怒无常。开心的时候，似乎美好的未来就在面前冲他们招手；难过的时候，好像全世界都抛弃了他们。这种类型的人总是听凭情绪牵着自己的鼻子走，在情绪的旋涡中难以自拔。

一位饭店老板因为不满顾客的"挑理"，口舌之余，竟然动手把杯子里的水泼向顾客；夫妻由于鸡毛蒜皮的小事有些矛盾，双方互把陈芝麻烂谷子的事情拿出来嘲讽指责，像对仇人一样抓住对方的痛处攻击；老板听到下属的一句反驳，就觉得自己的权威和尊严受到了挑战，非要处处为难这名下属……

过于情绪化的人容易为一些微不足道的事而大喜大悲，对情绪的操控能力很薄弱。要知道，情绪对人具有无形的操控力。积极的情绪可以让人浑身充满正能量，让人容光焕发；消极的情绪能瞬间让人麻木颓废，周围人也不知不觉间被这种负能量所感染。当一个人完全被情绪牵着鼻子走的时候，他可能会完全对周围美好的事物视而不见，把别人的善言善举当成讽刺挖苦，对别人的需求麻木不仁，把自己当成是宇宙的中心。当一个人不能跟自己的情绪做朋友，就会成为情绪的奴隶，用自己的主观看法去评价这个世界。

从前，有一位好斗的武士向一位老禅师请教天堂和地狱的含义。老禅师品了一口茶，淡淡地说："你性格乖戾，为人粗野，好凶斗狠，我可没有闲工夫跟你坐而论道。"话音未落，武士气得拍案而起，拔出佩剑指着禅师，瞪着眼睛吼道："你竟然敢这样无礼对我，看我一剑杀死你！"禅师面不改色，缓缓说道："这就是地狱。"武士听罢，羞愧地抬不起头来。他万分后悔地向老禅师谢罪："感谢您的指点，请您原谅我的无知。"禅师微微一笑："这就是天堂。"

情绪与我们形影不离，但我们总是视而不见。生活中，我们要和很多人沟通交流，这样的"天堂"和"地狱"可能每天都要经历无数次。喜怒无常的人对外界事物过于敏感，对自己内心感受又过于在乎。例如，上班前跟家人的几句拌嘴，挤地铁遇到了没有礼貌的人，一进公司就看见那个让自己十分反感的同事……这些琐碎的小事，都有可能影响到我们的情绪。

既然这样，情绪起伏比较大的人该如何避免被情绪牵着鼻子走呢？在论及改正之前，首先这类人要能够承认自己情绪波动，接受这个容易悲喜的自己。每个人都有优缺点，喜怒无常的人并不意味着他在其他方面的失败。例如，某君比较爱计较，容易被别人的话激怒，这意味着首先他要承认自己的缺点，知道自己的"短板"才有改正的可能。

每个人都有自己独特的个性和性格，在遭遇外界形形色色的刺激时，不同的人难免在不同程度范围内喜悦、悲伤、激动、愤怒，这是很正常的事情，情绪容易波动的人也不必把这些看得太过严重。当然，情绪有时会变成一把无形的利刃，阻塞人们的智识，破坏人们的思考，让举止优雅的人歇斯底里、言行失控。老子说，能够控制自己的人才是强者。翻开历史典籍，那些名垂青史的人常常是情绪掌控力非常强大的人。

不少人知道这样一句话：上帝欲使其灭亡，必先使其疯狂。一个正常的人可能因为愤怒而变得疯狂，理智的人知道如何抵御情绪的"暴君"。有一首著名的打油诗《莫生气》里有这样的文字："为了小事发脾气，回头想想又何必。别人生气我不气，气出病来无人替。我若气死谁如意？况且伤神又费力……"生气是用别人的错误来惩罚自己。据传，晚清名臣林则徐的脾气比较暴躁。他也深知自己的性格特点，于是在家中高处悬挂了一块牌匾，上书两个大字：制怒。每当林则徐情绪即将失控的时候，他就抬起头望望牌匾，将心中的怒火压下去。有一次，他一怒之下砸碎了一个茶杯，当他看到牌匾后，自己便动手清理了茶杯的残片。

古人有言：主静则悠远博厚，自强则坚实精明，操存则气血循规而不乱，收敛则精神内守而不浮，是勤可以致寿考也。大意是，如果一个人可以做到心平气和、不骄不躁，就能变得心宽敦厚；能有高远的志向自强不息，则可以坚定不移，聪明伶俐，进退有度，新陈代谢、气血运行就井然有序；为人处世有底线有收敛，持守良好的精气神而不耗散，就不会成为虚浮的人。坚持不懈地做到以上几点，人就能够健康长寿。

不仅我国的思想家这么认为，世界著名成功学导师安东尼·罗宾斯也说过："成功的秘诀在于懂得怎样控制痛苦与快乐这股力量，而不是为这股力量所反制。如果你能做到这一点，就能掌控自己的人生，反之，你的人生就无法掌控。"

情绪便利贴

喜怒无常是一剂毒药，我们不应该被情绪牵着鼻子走，而应当做情绪的主人。努力提升情绪掌控能力，收束自己的心，成功地管理突如其来的情绪，我们才能无往而不胜。

用理性战胜冲动，不要让情绪控制你

你会在突然之间暴跳如雷吗？

你会在一瞬间无名火起吗？

你会控制不住想要发泄歇斯底里的愤怒吗？

作为快节奏生活中的现代人，相信这样的事情曾经是在你身上出现过的。出现这些事情的原因很简单，那就是你的内心失控了。

情绪失控，对于每个人来说是很常见，它会导致出现一些让自己觉得不可理喻的事情。你很爱你的爱人，但还是禁不住惹他生气；你知道一项工作的重要性，但还是忍不住要拖延下去；你想要跟父母更亲密，一见面却又感觉很烦躁；你渴望与人交流，却总是将人际关系搞得一塌糊涂。

很多时候，并不是说我们不想要往好的方面走，也并非是我们没有能力走向更好，而是我们的内心失控了，无法控制自己的行为，总是一而再再而三地做出"行与愿违"的事情。

葛丽泰·嘉宝是人所共知的好莱坞明星，曾出演过《安娜·卡列尼娜》《茶花女》等作品。嘉宝在银幕上光彩照人，但银幕下的她却有着十分坎坷的人生，而造成这一切的就是她无法控制自己的内心。她曾经坦言情绪非常容易失控，在面对大事的时候，心态起伏总是非常大，大到完全不受控制，而正是失控的内心把她拖进了一团麻烦当中。

嘉宝最著名的一次失控发生在 1927 年，她答应了好莱坞著名影星约翰·吉尔伯特的求婚。就在婚礼的当天，嘉宝因为内心的恐惧、焦虑而落荒而逃，把这个倒霉的新郎晾在了亲朋好友面前。嘉宝并非不爱吉尔伯特，因为在婚礼逃跑后，冷静下来的嘉宝又回到了吉尔伯特的身边。然而，每当提起婚姻大事，嘉宝都抑制不住内心的恐惧，总是一而再再而三地做出伤害吉尔伯特的事情。为此，嘉宝也十分后悔，却一直找不到解决的办法，直到 1936 年吉尔伯特因事业不顺郁郁而终，两个人也没有修成正果。

即便像葛丽泰·嘉宝这样万众瞩目的明星也免不了被内心失控所折磨，以致做出让自己和他人都痛苦万分的事情。很多时候，人的行为受内心而并非思想控制，思想可以决定如何去想，却无法控制如何去做。

你可以制订一个非常好的计划，但内心的惰性却让你无法付诸行动；你可以预先演练好一套完美的说辞来和别人沟通，但内心的妒忌、刻薄、自傲又会让你做出蔑视他人的举动，让一切准备付之东流。就像嘉宝那样，她在脑海里肯定已经构想和吉尔伯特未来幸福的生活，但当要走入婚姻殿堂的时候，内心的恐惧还是控制了她的行为，让她落荒而逃。

由此可见，一个人如果不能够控制自己的内心，那么就会被内心所控制。一个人一旦被内心所控制，即便他的思维能力再强，也总是不可避免地要面对各种各样的行为失控。因此，人必须要掌握控制内心的方法，只有将内心掌控好，才能有一个美好的未来。

广受追捧的伟大的《羊皮卷》的编者奥格·曼狄诺就"控制自己"这样写道：

"我怎样控制自己，让每天过得卓有成就呢？除非我心平气和，否则面对的将是失败的一天。花草树木，随着四季的变化生长，但是我为自己创造天气。我要学会用自己的心灵弥补气候的不足。如果我为顾客带来风雨、忧郁、黑暗和悲观，那么他们也会报之以风雨、忧郁、黑暗和悲观，而他们什么也不会买。相反，如果我为顾客献上欢乐、喜悦、光明和笑声，他们也会报之以欢乐、喜悦、光明和笑声，我就能获得好的销售业绩，赚取成仓的金币……

"每天醒来，当我被悲伤、自怜、失败的情绪包围时，我就这样与之对抗：沮丧时，我引吭高歌；悲伤时，我开怀大笑；病痛时，我加倍工作；恐惧时，我勇往直前；自卑时，我换上新装；不安时，我提高嗓音；穷困潦倒时，我想象未来的富有；力不从心时，我回想过去的成功；自轻自贱时，我想想自己的目标。总之，今天我要学会控制自己。"

也许有人会认为，对内心的控制力是先天自动生成的，是随基因而来的。其实并非如此。控制内心更像是一种格外的人生力量，是人通过各种活动与内心对抗，与生活对抗，与自己对抗，而产生的一种力量，这种力量能够帮你保持内心的安稳，帮你领导自己的行为，帮你领导自己的人生。

不否认有些人的自控能力天生比较强，但只要后天加强锻炼，用正确的方法塑造自己，每个人都可以拥有强大的自控能力。

情绪不受控制是生命最大的陷阱，它让人失去做自己主人的权利，而成功人生首先要做的就是帮你夺回这种权利，让你成为自己的主人，自由支配自己的人生。

情绪便利贴

学习掌控自己的情绪，是我们人生的第一课，也是最关键的一课，掌握控制情绪的能力，人的行为就会完全听命于头脑思维，想什么便可以去做什么，而不用为力不从心而烦恼。

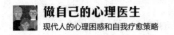

自我心理暗示，有时是非常必要的

美国心理学家马斯洛用十年时间进行了一项名为《成功者本质》的调查，研究结果发现成功人士的身上都拥有自如掌控情绪的共性，例如心态稳定、喜怒不惊等等。同时，马斯洛发现成功人士懂得积极调用正面情绪，以此来获取极大的鞭策力和动力。可以说，良好的情绪是他们问鼎成功的助推剂。最终，马斯洛得出这样的结论："如果你想取得成功，就要懂得修饰情绪。"

销售部的小李亲和力十足，无论何时她都会向他人展示甜美的笑容。不管是接待客户还是面对同事，小李笑容可掬，走近就会感受她身上所散发的活力。

"你就没有烦心事吗？"新人小邓满脸问号地问道。

"当然有。"李李笑着回答，"我经常有情绪不好的时候，可是我懂得给自己戴上'情绪面具'。"

"'情绪面具'？这是什么？"小邓更是一头雾水。

"我给你举个例子吧，昨天上午我接待了一名棘手的客户，这位太太对产品的要求很高，已经到了近乎挑剔的状态。尽管我耐心地向她介绍关于产品的一切事宜，但是她依然犹豫不定。就这样，我从上午一直陪她选购到中午，又从中午选购到晚上，直至快要下班的时候，这位太太仍然问东问西。"小李说道。

"啊？换作是我早就被她烦死了。"小邓嘟着嘴说。

"那可不行，顾客就是上帝嘛。其实我心里也很急躁，但是我会进行掩饰，尽量不把坏情绪流露出来。我试着对自己说'耐心，一定要耐心'，并不停地警告自己'不准发脾气，不准怠慢客户'。"小李说，"为了让客户放心，我把产品功能介绍、产品使用方法以及售后服务一一展示，直到客户消除所有疑虑。"

正在小李说话的时候，昨天的那为客户径直走了进来，高声说道："就是这位李小姐，人可爱态度又好，工作非常认真负责。"原来，这位客户回到家中，马上向亲朋好友推荐昨天购买的商品。这不，今天一大早就组成了"阵容豪华"的太太团，大家纷纷要求选购李小姐介绍的产品。不用说，小李这个月的业绩肯定会在公司内名列前茅。

我们可以试想一下，倘若小李在接待"刺头"客户的时候大发脾气或者甩手走人，那么她就不能创造出优异的工作成绩。所以，睿智的人应当学会适当地掩饰情绪，从而达到预期目标。

心理学家迈克尔伦曾经说过："健全的情绪可以让个体具有主观积极的态度和科学的行为，从而有效和积极地投入到工作和生活中去，去发挥自身更大的潜力，创造更大的价值。"戴上"情绪面具"，其实就是保持和完善健全情绪的一种。当我们在生活和工作中遇到阻力或挫折的时候，失望、委屈、悲伤、沮丧等情绪很容易产生，为了不让这些负面情绪左右自己的思想和行为，我们就要将情绪的"面具"戴上，从而变得相对理性一些、睿智一些，用争取的态度去面对人生中的每一天。

说到情绪掩饰，我们不得不说这样一个人：《红楼梦》中的薛宝钗是一位大家闺秀，她气质卓越，沉静淡泊，性格平和。在生活中，薛宝钗不会像林黛玉一样流露真实情绪，而是将其深隐起来。在贾府这个派系复杂、矛盾重重的大家族中，她对任何人都保持一种亲切自然、合宜得体的关系，就算遇到不开心的事情，薛宝钗也会保持微笑，不被他人察觉内心的真实状态。

对于薛宝钗，脂评这样评论："待人接物不亲不疏，不远不近，可厌之人未见冷淡之态，形诸声色；可喜之人亦未见醴密之情，形诸声色。"

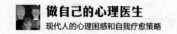
通过薛宝钗这个角色我们不难发现，将情绪深藏不露的人可以做到八面玲珑、左右逢源，脾气秉性绵里藏针、既善又威，成为大家喜欢的对象。

如今的社会竞争十分激烈，不管是生活还是工作上，一个人的脾气秉性相当重要，动辄低声抽泣或大发雷霆的人很难令其他人产生好感。反之，一个乐观开朗、一副"笑眯眯"好脾气的人，谁都想与他接近成为朋友。既然掩饰情绪能够为自己带来诸多好处，那么我们该如何练就掩饰情绪的本领呢？

"读史使人明智，读诗使人灵秀，数学使人周密，科学使人深刻，伦理学使人庄重，逻辑修辞之学使人善辩，凡有所学，皆成性格。"这是英国哲学家培根在《读书论》中所说的一段话。的确，通过学习我们可以进一步地完善自我、提升自我。在这个过程中，情绪也会随着知识与素质的提高而发生改变。在科学、系统的学习中，情绪化的不良习惯就会得到改善，而合理演绎情绪，科学表达情绪的方式也就随之展现出来。

情绪便利贴

　　戴上"情绪面具"，隐藏情绪保护自己的方式，可以让你在复杂的社会中受人欢迎。

第二章

负面心理

生活出了错，都是心理问题闯的祸

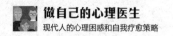
嫉妒——不要因为嫉妒别人就折腾自己

弗朗西斯·培根说过："犹如毁掉麦子一样，嫉妒这恶魔总是在暗地里，悄悄地毁掉人间美好的东西！"心理学家认为："嫉妒是由于别人胜过自己而引起情绪的负性体验，是心胸狭窄的共同心理。"通常来讲，伴随嫉妒情绪产生的还有愤怒情绪、怨恨情绪等。正如培根所说，这些负面情绪就像熊熊大火一般，它可以燃尽所有幸福，令生活没有片刻宁静。

有一个人遇见上帝。上帝说：现在我可以满足你任何的一个愿望，但前提就是你的邻居会得到双份的报酬。那个人高兴不已。但他细心一想：如果我得到一份田产，我邻居就会得到两份田产了；如果我要一箱金子，那邻居就会得到两箱金子了；更要命就是如果我要一个绝色美女，那么那个要打一辈子光棍的家伙就同时得到两个绝色美女……他想来想去总不知道提出什么要求才好，他实在不甘心被邻居白占便宜。最后，他一咬牙说："哎，你挖我一只眼珠吧。"

这是一个在东南亚一带流传的故事，反映出嫉妒这种情绪害人害己的本质。

黑格尔说："嫉妒乃平庸的情调对于卓越才能的反感。"在生活中，人际间的交往难免会产生误会、摩擦甚至仇恨，如何对待及处理所发生的问题，在很大程度上折射出此人的社交能力、工作能力以至人性品格。

面对问题时，明智的人应选择宽容，用"宽容"来诠释非凡气度、宽广胸怀及智慧艺术。而锱铢必较、耿耿于怀以至于怀恨在心的嫉妒情绪，往往使矛盾激化，除了两败俱伤、头破血流之外，也丢失个人品格中最美好的一面。学会宽容、懂得宽容，处理问题时理智地远离嫉妒，将纷繁琐事过滤纯净，不但能将职场间变得温暖，还可以令个人魅力无限放大，得到幸运之神的垂青。

薇薇和欣然都是职场能手，在竞选销售总裁的重要关头，两个人过五关斩六将地淘汰了众多对手，进入最后的角逐。为了能够顺利当选，他们两个人都积极备战，争取将自己最棒的一面展现给董事会。

欣然看着强劲有力的对手，心里不免有些担心，生怕自己惨遭淘汰。面对薇薇从容有序的"备战"，她妒火中烧，出于嫉妒情绪的左右，欣然做出了一系列不理智的举动。她先是在公司内散播谣言，声称薇薇与某位已婚男士保持着不正当的关系。随后，她又向董事会递交匿名信，信上举报薇薇曾经收受客户贿赂，违背职场原则。顿时间，公司内议论纷纷，大家都在小声议论着薇薇。

欣然看着焦头烂额的薇薇，她得意极了。可是令她没有想到的是，她的这些背后小动作全被一位老同事看在眼里。老同事义正词严地向董事会和同事们讲："以薇薇的人品和能力，她绝对不会做出任何对不起家庭和公司的事情。"除此以外，这位老同事将欣然的卑鄙举动如实汇报给公司。公司认真调查之后，认为欣然的品格"出现了严重问题"，不适合继续在公司留任，在合同期满之后决定不再续约。由于没有了竞争对手，薇薇顺利当选销售总裁，前途无限。

孔子曾说："聪明圣智，守之以愚；功被天下，守之以让；勇力抚世，守之以情；富有四海，守之以谦。"嫉妒是一把双刃剑，在你伤害别人的时候，自己也会被尖锐的刀锋伤得鲜血淋漓，这一切正如故事中的欣然。

嫉妒情绪是一种低级的趣味，也是人性中的缺陷。荀子说："士有妒友，则贤交不亲；君有妒臣，则贤人不至。"嫉妒是腐蚀剂，是落后药，是剧毒品，它是摧毁一切幸福的恶魔。想要得到幸福的人，一定要从自身做起，培养自己高尚的情操和积极乐观的心态，杜绝沾染"嫉妒症"。在与人交往中，要时刻注意自身修养，大度对人，用良好的情绪感染周围的

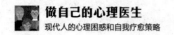
所有人，表现出自己的才干、见识、智慧和水平；高尚的情操则能帮住自己驾驭思想与情感，妥善处理人际关系。只有远离嫉妒情绪，才能更加容易沿着命运阶梯上行，顺风顺水驾驭自己的情绪与人生。

情绪便利贴

心理学家认为，"嫉妒是一种冷漠、贬低、排斥、甚至敌视的心理状态，是一种复杂的自我本能，是人性的弱点之一"。只有将嫉妒情绪扼杀在萌芽状态，人生才能时刻展现美丽。

愤怒——生气太频繁，你的脾气就一文不值了

W. 道尔·金特里在《控制你的愤怒》一书中写道："多数人在受到激惹后都会做出愤怒的反应——不假思索地做出反应。这种反应是一种本能，而且其表现方式往往都是一样的——面露不悦，大声叫嚷，奚落对方，挥手打人或砸东西，或者跺着脚生气地走开。换句话说，你失去了冷静。"在愤怒情绪的冲击下，人往往会失去理智，做出鲁莽、不计后果的偏激举动。最终，在伤害他人的同时，也深深地伤害了自己。

心理学家维特夫妇认为愤怒是一种"消极的攻击行为"，它犹如一个炸药包，如果不加以管控，随时可能会爆炸，而爆炸的直接后果则是伤害自己和他人。人在生活中不可避免会遇到一些愤怒的事情，此时我们所做的不是要引爆愤怒，而是找到愤怒根源，在"炸药包"爆发之前消除这些情绪，从而消除愤怒带来的不良影响。

美国著名演说家罗伯特，头秃得很厉害，在他头顶上很难找到几根头发。在他过 60 岁生日那天，有许多朋友来给他庆贺生日，妻子悄悄地劝他戴顶帽子。罗伯特却大声说："我的夫人劝我今天戴顶帽子，可是你们不知道光头有多好，我是第一个知道下雨的人！"这句嘲笑自己的话，一下子使聚会的气氛变得轻松起来。

中国有句古话，叫作"金无足赤，人无完人"。世间没有十全十美的事物出现，所以我们应当学会接受现实，不要苛责他人与生活。动辄就会发怒的人只能令自己平添烦恼，根本解决不了问题，假如我们持有乐观、阳光的心态，遇到挫折和困难时将愤怒化为动力，就会在不如意的事件中发现闪光之处。既然是这样，我们为何要让怒火来破坏原本和谐、美好的

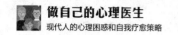

生活呢?

多年以前,德维恩不小心在中工作将背部弄伤了,从那以后公司便将他解雇了,失去了工作的德维恩一直在承受着疼痛的折磨。他是一个非常喜欢生气的人:因为受伤而生气,因为伤口无法痊愈而生气,因为公司的不公平而生气,因为家人与朋友时不时对他的忽视而生气,甚至,他还会对上帝生气,他认为,自己之所以会这么早就遭遇这样的痛苦,完全是因为上帝。

在大多数的时间里,德维恩都会将自己关在家中,他从来不听广播、不看电视,也不回朋友的电话,而且一直为自己的不幸生活郁郁寡欢着。就这样,他将自己完全封闭了起来。只要一有人问起与他从前生活相关的细节时,他便马上会变得非常生气,眼泪也会突然涌现出来,脸立即变得扭曲,同时大声吼叫道:"不知道!去他们的!"

有一天,德维恩难得出门,正在街上走着的时候,他突然看到了一个从前与自己发生过矛盾的同事从以前工作的公司中走了出来。结果,他双手抓着胸口、一下子摔倒在了地上。随后,被急救车送进了当地的医院,在那里,他对医生说,自己在看到了那个同事之后,便立即火冒三丈,接着,胸口便有一种剧烈的疼痛,而医生告诉他,他不幸患上了心脏病。

之后,愤怒的情绪便再也没有离开过德维恩,在 41 岁那年,他的心脏病第二次发作。在医院里,所有的家人、权威专家与牧师围在他的身边,向他发放了"最后通牒":他不能再这么愤怒了,不然死亡很可能会带走他的生命,因为他的心脏再也无法承受这样的刺激了。此时,德维恩的脸上又再一次出现了早已习惯的表情,眼泪也跟着流了出来,他大声吼道:"不!我不愿意接受这一切!我宁愿死,也不能不生气!"

他的话语预告了他的死亡:三个星期后,当德维恩再一次地对着电话向他人大发脾气时,他的心脏病第三次也是最后一次发作了。当家人发现他的时候,他早已死去,手中还牢牢握着间接导致他死亡的电话筒。

富兰克林曾言：事情若以愤怒开始，必然会以羞辱结束。哈佛校长德鲁·吉尔平·福斯特认为："一旦愤怒将理智之烛吹熄，人类便会陷入黑暗之中。"而哈佛著名心理学教授里德福德·威廉姆斯博士曾经与他人合著过一本《愤怒能够杀人》的书。对于41岁便不幸去世的德维恩而言，这本书不幸成为预言。

情绪便利贴

遇到不如意的事情就会因愤怒引起轩然大波的人无疑会成为负面情绪的"牺牲品"。既然每个人都有控制情绪的本领，我们为什么不亲自来把握自己的人生呢？

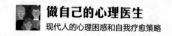

焦虑——焦虑是内心惶惶不安的状态

心烦意乱、焦躁不安，这种情绪不但令生活和工作效率低下，而且还会给自身带来很大负担。据科学家研究表明："人体内有各种生物钟，并有各自的循环周期。如智力生物钟为 33 天一循环，情绪生物钟为 28 天一循环，体力生物钟为 23 天一循环等。所以人有时感觉情绪波动和心情烦躁是很正常的。"在情绪波动范围内，短暂的焦虑情绪不会影响到我们日常生活与工作。可是，长时间处于焦躁情绪之中，就有可能会引发出高血压、冠心病，甚至是焦虑症。

塞缪尔陪丈夫驻扎在非洲沙漠中的一个陆军基地中，由于公事繁忙，丈夫总是将她一个人留在基地的小铁房中。

炎热的天气、无法与当地居民交流的痛苦、见不到家人的思念，令塞缪尔感到非常难过。她变得越来越反感这个地方，并不断地写信给自己的父母，信中无一不是在抱怨命运的不公：在其他女人正在享受大好青春年华时，自己却要一直待在这个无聊的鬼地方。在一大通的抱怨以后，她坚决地告诉父母，自己准备抛弃一切回到本土。

很快，她便收到了父亲的回信，信中只有两行字：两个不同的人从牢房的铁窗中望去，一个看到了泥土，另一个却看到了星星；于是一个人抱怨命运不公，另一个人却在感谢命运的眷顾。

塞缪尔反复地读着这封信，她为自己的抱怨感到愧疚，并决定让自己平静心情，在沙漠中寻找属于自己的星星。

随后的半年时间里，她开始尝试着与当地人交流。当地人为塞缪尔的热情所感动，当他们发现塞缪尔对他们的陶器、纺织品感兴趣时，便将自己不舍得卖给观光客的陶器与纺织品送给了塞缪尔。

在沙漠中，塞缪尔再也感受不到烦躁了。如今，她对那些引人入迷的仙人掌与各类沙漠植物进行研究，她坐在沙丘上欣赏沙漠的日出，她对沙漠中的历史古迹进行研究。

丈夫的驻军任务完成以后，塞缪尔回到了美国。她将自己在沙漠中的发现与经历写成了书，并以《快乐的城堡》为书名进行了出版。在书中，她郑重地告诫那些正处于不断焦虑状态的人们：放下焦虑、停止抱怨，你便能看到璀璨的星空。

最近一段时间，李忠秦的心中总是藏着一股无名之火，想发却又发不出来。

刚一上班，李忠秦就发现下属小于没在工作岗位，她的内心顿时焦躁起来，拨通电话之后不分青红皂白地开始训斥小于。一波未平一波又起，李忠秦还没有平静下来，儿子的班主任从学校打来电话，告知她的儿子非但没有做完昨天的作业，反而向老师撒谎。整整一个上午，李忠秦心神不宁，根本没有任何心思去处理工作。

下班之后，李忠秦把自己重重地扔到沙发上，一句话也不讲。老公下班回来后，看到无精打采的妻子，询问出了什么事情。李忠秦没有好气地回答："别理我，我快烦死了，看什么都不顺眼，可是又什么都不想做。"

听了妻子的话，老公笑笑说："今天放你半天假，你去健身房锻炼一个小时，保管'药到病除'。"李忠秦将信将疑地听从了老公的建议，没想到这招真的有效。想起自己打电话训斥下属的事情，李忠秦感觉到十分不好意思。她在心中暗暗地想："明天上班的第一件事就是向小于道歉，而且我要恢复以往状态。"

焦虑是由于人们对于某些威胁性事件或者对某种情况进行过度预期而产生的高度忧虑不安状态。这种情绪往往会导致高度的紧张，使个人精神过度敏感，严重者甚至会引发生理与心理出现不同的功能性障碍。焦虑程度过高的人会出现头晕、胸闷、睡眠障碍等疾病，在行为上也会出现暴饮暴食、反常、啰唆等症状。可以说，我们处在一个焦虑时代里，人人都患有不同程度的焦虑症。

哈佛幸福课讲师本·沙哈尔认为，长期处于焦虑状态下，可以看作是一种"情感破产"。哈佛医学博士伊萨克·M.麦克斯在自己的著作《解除焦虑》中为我们提供了以下缓解焦虑的方法：

进行积极的身体锻炼，为心理减压

身体是一切的本钱，失去了身体健康，事业、爱情、名誉等一切都会化为乌有。所以，让自己积极地参加体育锻炼，合理而有秩序地安排每一天的工作与生活，不仅可以让自己的身体得到锻炼，更能让自我压力得到释放。

寻找成就感

成就感是化解焦虑的最好方法，一个拥有成就感的人，其内心也会充满力量与富足感，焦虑也很难将他打败。当你学会了不断地提升自我，为自己制定出自我提高计划，并按计划进行及时充电，同时将所获得的知识与技能用于现实生活中后，成就感自然会油然而生。

只和自己比

若你一味地与他人进行比较，便难免会陷入恶性比较中：只会拿自己的缺点与他人的优点进行比较。其实，你完全可以将眼光从别人的身上收回来，让自己与自己比：今天的我是否比昨天进步了？这次的工作我是不是做得比以往更出色了？学会与自己比，不但是使焦虑完全化解的高招，更是督促自我进步的最好方法。

远离胡思乱想

可能你的个性非常敏感，他人一个冷漠的眼神，便足以让你产生诸多的负面联想：我是不是做错了什么？是不是这一次的升职又无望了？在这样的负面想法中不断纠缠，只会让你越来越焦虑。事实上，你只需要做好你自己就好了，又何必对他人的看法与想法在意太多呢？

进行合理的时间安排

找一个安静的地方，对自己的时间进行一下整理是非常必要的。当你列出了自己需要做的事情，并根据事情的轻重缓急进行了具体的安排，同时按部就班地去做时，你便会发现，自己的焦虑程度大大减轻，而工作也变得顺利多了。

为自己留出放松时间

日常生活中，避免让自己参加一些无意义的应酬，让自己在行为上表现出快乐与自信，留出时间多进行静思，或者去听听音乐、与朋友一起聊聊天，都是极佳的自我放松方式。

情绪便利贴

如果想让生活多一些宁静与平和，那么首先要做的就是调整心态，让其保持在一个平衡稳定状态。因为只有平静的内心，才能够"抵御"焦虑情绪干扰，让我们远离烦躁不安，和谐而又幸福地迎接每一天的到来。

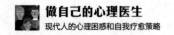
自卑——畸形的自尊，本质就是自卑

在生活中，我们可能会遇到一些这样的人，他们对别人的言语特别敏感，只要我们话语中稍微有涉及他们的地方，他们总会做过度的解读，一些明显是开玩笑的说法，也会被他们理解为攻击、讽刺。

对于这些人，我们总会觉得他们太过敏感，自尊心太强，但其实这并不是自尊的表现，真正的自尊是一种自强、自立，而这种带有畸形的自尊，其本质其实是自卑。

被自卑情绪困扰的人很难昂首挺胸地生活，因为他们对自己缺乏信心，盲目而又武断地认定"我不如别人""这些我做不来"，因而才会有过分解读别人言语的问题。长期处于自卑状态的人们，迟早会走向自闭或者抑郁，如果不能及时走出这种误区，最终会亲手断送自己的未来。

许多人都会由于自身存在某种缺陷而让自己失去奋发向上的欲望与激情，从而在"自我设限"中被压制、被禁锢。其实，他们并未意识到，这种无形的限制将会成为个人获得长足发展的最大障碍，并会让自己在成功路上渐行渐远。当你可以正视缺陷进行改正，甚至利用缺陷，让其成为自我价值的一部分时，你便会发现，缺陷给自己带来的影响并非完全是负面的。

她出生于美国密西西比州，从小梦想成为一名节目主持人，而且，她一直在为自己的理想而努力着。所以，当她从一所州立大学的演讲通讯专业毕业后，便以出色的成绩成为美国巴尔的摩一家电视台的播音员。

上班第一天，她需要播报的新闻中，有一条是关于家庭暴力的，还有一条是相爱 42 年的一对恋人终于在经历了无数的风雨后成为夫妻的。

虽然在开播前她认真地阅读了稿子，但是，当正式播报开始时，她的情绪依然受到了新闻的影响。在读那则有关家庭暴力的新闻时，她不仅激动地将稿子扔掉，甚至还对那个施暴的男人大加指责；而当她报道那条令人感受到爱情的新闻时，她又再次将稿子扔掉，同时还兴奋得手舞足蹈！

理所当然，她被解雇了，因为电视台认为，她的率性是她最大的缺点——这个缺点决定了她无法胜任新闻主持的工作。

随后，她听说另一家电视台正在准备进行一个早间新节目的组建，于是便毛遂自荐。她的出色表现令电视台主管愿意为她成立一个早间谈话节目。在节目中，她将自己的率性表现得淋漓尽致——伤心时，她会与嘉宾一起痛哭；开心时，她会与嘉宾一起欢呼雀跃。她卓越的临场口才与真实情感投入，使得整个节目的收视率一直攀升。

六年后，她独身来到芝加哥，并将访谈节目《芝加哥早晨》打造成了美国最受欢迎的访谈节目。在入职一个月以后，电视台直接以她的名字进行了节目命名。随后，她在节目中以自己的率性打动了每一位来客：汤姆·克鲁斯在节目中当众向女友示爱，迈克尔·杰克逊在她面前谈起了幼年时的不幸经历与皮肤漂白的传闻……

她的名字叫奥普拉·温弗瑞，她打造了一个全球电视史上收视率最高的脱口秀节目，而令人最印象深刻的是，她之所以可以取得今日的辉煌，靠的竟然是当初让她惨遭解雇的"缺陷"！

我们经常会为自己的优点而高兴、而欣慰，同时也会为自己的缺陷而灰心与沮丧。但事实上，在所有人的身上，缺点与优点都是并存且相得益彰的，有些时候缺陷也可以成为你的优势，甚至会成为你成功的助推气，关键在于你是否懂得正确面对它们。

在哈佛的商业理论课上，有这样的一条规定：接受缺陷。哈佛人认为，世界上不存在没有缺陷的东西，而某种程度上，缺陷反而会成就一种真实的美丽。就如同俄国哲学家车尔尼雪夫斯基曾说过的那样，既然太阳

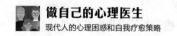
上都有黑子存在，那么，人世间便更不可能没有缺陷。

女作家银子说："对于任何自卑者来说，最为缺乏的是一种内在的自我价值感。自卑是个体感受到自我价值被贬低或否定的内心体验。这种贬低或否定可能来自当事人自己，也可能来自外界的评价，但更多的时候是两者兼而有之。很多人总误以为要想克服自卑就应该提高自尊，可实际上，自卑的反义词并不是自尊而是自信，自卑者往往有着超出常人几倍的自尊需求，只不过他们的自尊心缺乏一个稳定的内核和坚固的外壳，因此一点点小事就可能使其受到巨大的伤害。"大部分不能走出自卑困境的人都是由于自信心不足，他们脆弱的内心不敢去经历风雨，最终会演变成为轻视自己、蔑视自己，自惭形秽。时常把自己放在一个低人一等的位置是极其痛苦的，在自卑情绪的阴云笼罩下，人生便不可能看得到阳光。

在生活中，我们应当懂得珍爱自己、悦纳自己，五个手指尚有长短，每个人亦有优点和缺点。如果总是将自己的缺点与他人的长处想比，必定会产生更强烈的自卑感。自卑的人不妨将自己的兴趣、嗜好、能力和特长全部列出来，哪怕是很细微的东西也不要忽略。你会发现你有很多优点，并且对自己的弱项和遭到失败的地方持理智和客观的态度，既不自欺欺人，又不将其看得过于严重，而是以积极的态度应对现实，这样自卑便失去了温床。

情绪便利贴

自卑情绪会给人带来困惑和悲伤，所以我们要学会在柔弱中产生力量。人立命于世，首先要自尊自重，遭到痛苦，决不低头，在任何事物面前做到不卑不亢，这样就会克服自卑心理，赢得幸福。

忧郁——扼杀人生激情的"凶手"

提及忧郁，我们首先想到的便是《红楼梦》中多愁善感的林妹妹，她整日眼泪涔涔，长吁短叹。不知道从何时起，忧郁情绪已经成为威胁人们身心健康的大敌。处在忧郁情绪之下，人们就会无端地陷入消极状态，不仅失去了欢乐与笑声，也丢失了生活和工作的激情。

在现实生活中，总是会有人被各式各样的忧虑所困扰，以至于无法静下心来做事情。他们在小时担忧自己被遗弃，上学后担忧自己完不成学业，大学毕业后，担忧自己找不到工作；中年时担忧孩子无法健康成长，老年时担忧身体患上重病。表面看起来，他们好像每天都有事情需要担忧，而这样的过度担忧让他们无法感受到生活的乐趣，更无法触及成功的快乐。

屈伯尔是纽约市一名成功的商人。他的忧虑经历也许会对你有所启迪。

在十几年前，屈伯尔曾经由于过度的忧虑而患上失眠症。当时，他总是精神紧张，脾气也变得非常暴躁，曾有一段时间，他甚至认为自己快要患上精神分裂症了。

而他如此忧虑是有原因的：当时他是纽约一家水果制品公司的财务经理。他们投资了50万美元，尝试了新的水果包装，但是很明显，这种包装并不受到顾客的欢迎。产品无法销售出去，自然便没有盈利，工厂几乎陷入了停产中。

为了挽救生意，屈伯尔赶到了总公司中，竭尽全力说服总经理，令其相信，新包装虽然一时不受市场欢迎，但日后必定会打开销路。在长

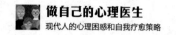
达几天的努力之后，总经理终于同意了这一做法，并继续给予了资金支持。同时，公司员工的努力也看到了成效：新包装在旧金山的销量持续攀升。

按说此时的屈伯尔应该松一口气了，但是，他又开始为其他的事情而不断担忧：购进的水果如果不新鲜怎么办？市场出现持续低迷怎么办？国家进行经济调整怎么办？虽然这一切都没有发生，但他却无法控制自己的情绪，总是让自己将事情向着坏的方面想象。在这样过度担忧中，他的生活几乎要面临崩溃了。

在绝望之中，屈伯尔为自己换了一种崭新的生活方式：他尽量让自己保持忙碌，忙到他必须要付出所有的精力与时间来处理事情，以至于自己没有时间去忧虑。过去，他每天大约工作 7 个小时，而如今，他开始每天工作长达 15 ～ 16 个小时。每天半夜回到家后，他总是会筋疲力尽地倒在床上，并很快便进入梦乡。

在过了大约三个多月的时间以后，他终于成功地改掉了过度忧虑的习惯，重新回到了正常的生活作息中。

忧郁情绪可以滋长人的惰性，长期处于这种情感状态，个体就会对任何事情好不上心，并且怠慢生活和工作中的一切。想要恢复往日的激情，那么我们就要用行动来战胜忧郁这种负面情绪。我们不妨将第二天要做的事情都罗列出来，并且将其细细分解成为几个小步骤。每天晚上，在大脑里仔细回想今天所做的一切是否完成了既定目标，倘若没有完成，那么原因是什么，又该如何改善。在这个过程中，我们会体味到完成任务的欣喜，逐渐找到昔日的自己，最终斗志昂扬地完成每一个预期目标。

除此以外，"行动本身会转变成快乐"。我们应当从点滴小事入手，当自己感到忧郁的时候，千万不要垂头丧气地走路，也不要弯腰驼背地缩成一团。心理学家经过长期的研究发现，通过改变自身的行动也能够影响到当前的情绪状态。昂首阔步、挺直腰板、露出笑脸，这样做本身就能够令自己感觉良好，自然可以成为忧郁情绪的"克星"。

情绪便利贴

　　作为"不速之客"的忧郁情绪，我们只能允许它短暂的停留，而不是使它成为常住不去的影子。当你受到忧郁煎熬的时候，应当为自己制定一个短期目标，让自己忙碌起来，通过实际行动来战胜负面情绪。

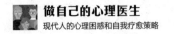

抱怨——泯灭坚强的斗志

抱怨是人们发泄心中不满的一种表现形式，在某种程度上讲，抱怨情绪是人们与现实矛盾进行对抗的手段之一。生活的烦琐、工作的压力、感情的不顺心等都能够给人带来无穷的压力和烦恼。可是你注意到了吗？一味沉浸在抱怨情绪中的人，非但不会感到快乐，反而会纵容不良心态的滋生。所以，我们应当从根本上杜绝抱怨情绪的侵袭，用积极地心态来面对生活中的每一天。

美国著名的心灵导师威尔·鲍温经常听到周围的人在抱怨，有人抱怨天气，有人抱怨工作，有人抱怨物价上涨，有人抱怨孩子调皮……各种各样的抱怨声充斥在威尔·鲍温的身边，他认为是时候发动一场"不抱怨"的运动了。

不到一年时间，威尔·鲍温在全世界80多个国家招募了600万志愿者参与了这项活动。活动的内容就是每个人在自己的左手腕上带上一条紫手环，当你抱怨的时候，就要将紫手环带到右手腕上，以此类推。只有紫手环在同一只手腕上连续21天不更换时，活动才算成功的结束。

威尔·鲍温称："当你成功的结束这项活动，你会惊奇地发现，自己已经养成了不抱怨的好习惯。这个时候，思维开始改变，恭喜你，可以用心、认真地打造自己的生活了。"

心理学家认为："抱怨最直接的诱因是对现状（包括自己、他人、环境等）不满，也就意味着当事人内心里有一个标准或期望值。"当现实生活与自己预期的目标不相符的时候，怨言就很容易产生。美国作家道格拉斯·勒尔顿在《不抱怨的世界》中写道："生活是不公平的，你要去适应它。"其实，生活中有很多人都在抱怨，可是抱怨并不能解决问题，反而让自己陷入悲观和愤懑之中，失去了昂扬的斗志。

人生随时可能会遇到种种不如意，抱怨情绪产生的时候，个体也会承受巨大的压力。在负面情绪和消极心态的双重作用下，喋喋不休的抱怨者看到的都是生活阴暗面。反之，如果你用积极的思维去看问题，那么不但可以减少抱怨，而且还能让自己生活得有滋有味。

明明不是自己的错误，经理却将杨雪颖劈头盖脸地训斥一顿。

原来，昨天晚上应该杨雪颖值班，可是同事小赵在临近下班前找到了她，低声下气地说："杨姐，明天我有事，咱俩把值班时间对调一下。今天晚上我值夜班，明天的白班归你。"看着小赵诚恳请求的样子，杨雪颖同意了。不过，工作认真谨慎的杨雪颖及时打电话通知了人事部，做了值班调换备案。

谁知道那天晚上，贪玩的小赵趁着值班时间溜出去找朋友喝酒，一直喝到大天亮。就在没人值守的当口，机器运转出现了严重故障，生产线被迫全部停止，公司损失惨重。

经理在半夜接到机器故障的电话后，急急忙忙地赶往工厂，可是他没有看到任何值班人员。经理查找到原来的值班表格，发现当晚值班的竟然是工作一向努力的杨雪颖，不禁大发雷霆。

听着经理的责骂，杨雪颖心中十分委屈，她决定找个合适的机会向经理解释。散会后，杨雪颖找到经理，将自己与小赵换班的情况如实诉说，并且告知经理对调值班的事情人事部已经知晓。经理在查证杨雪颖所说属实的情况下，立即向她道歉。

走出经理办公室，杨雪颖的内心依然不能平静，平白无故被领导责怪了一通，心里多多少少存在个疙瘩。就在这时，同事们围了上来，你一言我一语地说个不停。

小 A 说："要我说，你就应该和经理好好理论理论。"

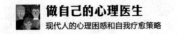

"要是我，肯定会当众反驳，绝对不会给经理留任何面子。"小 B 说道。

听着同事的话语，杨雪颖也很想抱怨，不过她突然想起自己在书中看到的一句话"不抱怨的天空才美丽"。于是，她笑了笑，轻声地对大家说："谢谢你们对我的关心，事情已经解决了，过去就不要再提了。"同事们听到杨雪颖的话，都非常诧异，他们无论如何也没有想到，受了如此之大的委屈，杨雪颖竟然能够一笑了之。

杨雪颖及时调整了自己的心情，她自言自语地说："抱怨没有任何用处，要用实际行动向大家证明我的责任心。"之后，杨雪颖积极地投入到工作之中去。

杨雪颖的举动都被经理看在眼里，记在心上，他认为杨雪颖是一个值得信任的优秀员工，决定给予重用。

有的时候我们很可能会被一些事情搞得心烦意乱。在这种情况下，抱怨就像是无用功，不但不能解决问题，反而可能会加深矛盾。故事中的杨雪颖是一位非常睿智的职业人，她并没有用言语来发泄心中的不满，而是管住了自己的嘴巴，用乐观的态度来对待事物，从而激励自己不断前行。

心理学家皮瑞拉博士讲过："有很多困境，其实都是自己造成的。"与其用抱怨来为自己制造困境，倒不如摆脱负面情绪的桎梏，用积极思维去对待世间的一切，寻找不一样的世界，领略不一样的风采。

情绪便利贴

深陷抱怨情绪中的人，很容易被负面心态所掌控，令自己处于很难改变的被动局面。所以，我们应当做到遇事不要着急，冷静地分析对待，用实际行动终止无用的抱怨，重新唤起坚强的斗志。

恐惧——使梦想遭遇灭顶之灾

恐惧，顾名思义，就是因为害怕所引发的慌乱。在生活中，被恐惧情绪包围的人不在少数，他们就是因为信心不足、工作经验和阅历较少所造成的。恐惧情绪会让他们对生活和工作产生心理或生理上的不适，陷入恶性循环怪圈。如果想摆脱恐惧，必须分清自己因为什么而恐慌，害怕些什么，然后"对症下药"，争取"药到病除"。

尼里是一家铁路公司的调车人员，平日里他工作认真，做事也总是尽职尽责，但是，他有一个最大的缺点：他总是对人生过度悲观，经常以否定的眼光来看待这个世界。

有一天，铁路公司的职员们都赶着到老板家里去庆贺老板的生日，大家都提早急急忙忙走掉了，但不巧的是，尼里竟然不小心被关在了一辆火车的冰柜里面。

尼里在冰柜里拼命地叫喊着、敲打着，但是，全公司的人早已走光了，根本没有人听到他的呼喊声，他的手掌敲得红肿，喉咙也变得沙哑了起来，但是却根本不会有人回应他。当尼里意识到这一点之后，他只能绝望地坐在地上大口地喘息。

他越想越感觉可怕，平日里，火车冰柜的温度持续在零下 20 摄氏度以下，若自己不能及时出去的话，一定会被冻死的！当他感觉到自己的体温不断下降时，他慢慢绝望了，并使用发抖的双手，怀抱着自己的肩膀，在黑暗中哭泣着、颤抖着。

第二天早上，公司职员们陆续来上班了，当他们打开冰柜时，惊讶地发现尼里竟然在里面蜷缩成了一团，身体坚硬得怎么也无法掰开。人们急

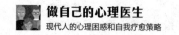

忙将可怜的尼里送去医院急救，但是他早已没有了任何的生命特征。

所有人都非常惊讶：在火车停止行驶以后，由于需要检修，冰柜的冷冻开关早已全面关闭了，这间巨大的冰柜中也有充足的氧气，而尼里竟然被活活"冻"死了！

尼里并非死于冰柜的温度，而是死于自己内心的冰点：他根本不相信这趟轻易不会停冻的冰柜车会不制冷，但是，那一天，恰巧因为需要维修，而没有将制冷系统启动，他的不敢相信，让他连试一试的念头都没有产生。

恐惧是人性特点，它让我们不会走到行驶的汽车面前，而且可以触发我们"或战或逃"的反应，因此，我们便不会陷入险恶的境地中。然而，作为独立的个人，我们必须要意识到的是：恐惧会让我们停下探索的脚步，更会让我们身陷险境之中。

侯海东是安阳人，毕业于省城的一所重点大学。

五年前进入了现在的这个报社工作，按理说也算是个职业人了。可是侯海东工作了这么多年还是感觉没有完全适应，"我每天都觉得自己很恐惧，尤其是夜晚总是失眠多梦，每每都会在梦中惊醒。醒来后一想到第二天还有那么多的事情要做，就会发狂，紧张得不能继续入睡。好容易迷迷糊糊进入了睡眠，可还在担心第二天闹钟不响上班会迟到。于是就爬起来重复设置闹铃，如果不这样做就会极度没有安全感。"

侯海东所从事的岗位需要和很多客户打交道，报社也会按照业务量的多少来制定本月的薪酬，工资和业务的直接挂钩让内向的侯海东感觉力不从心。虽然工作做得很忐忑，但是为了这份丰厚的酬劳侯海东依然硬着头皮坚持，这样一坚持就是五年。

"工作的五年里，我最怕的就是任务量完成不了，工资惨淡。当业务成绩好的时候，我在担心下个月怎么办；业务成绩差的时候，我又在焦虑怎样才能保住饭碗。我似乎是患了工作恐惧症了？我觉得每一天都在担惊受怕和焦虑恐惧中度过，感觉自己快要疯掉一样。"

工作节奏快和工作压力大让侯海东罹患工作恐惧症，这种"病症"持续下去必定会影响他身体的健康，心理上产生障碍。很多人都有过这样的体验，被恐惧情绪围困的时候，大脑混沌不清，行为也变得拖沓无力。

心理学家发现，积极地心理暗示对消除恐惧情绪有着很大的作用。在压力过大的时候试着放松心情，深吸一口气并在背后握紧双拳，随着气息地轻轻吐出将双拳慢慢展开，在心里告诉自己："不要紧张，不要害怕，也不要恐惧，工作其实是件美好的事情。"通过心理暗示的方法来减轻恐惧情绪是行之有效的方法。除此以外，多参加活动，从事体育锻炼也是不错的减压方式。

我们都知道，恐惧情绪所产生的后果相当严重，例如挫败感、消极心理、自信心不足等，在这些负面因素的合体作用下，很容易导致个体对生活和工作没有追求欲，甚至出现睡眠质量不高，精神差等症状。这个时候人是最脆弱的，哪怕小小的打击也会引发整个个体的崩溃。所以，深陷恐惧的人们应当选择有力"武器"来进行反击，用实际行动去拯救濒临死亡的梦想。

情绪便利贴

在遭遇恐惧情绪的时候，要通过一些事情来激发斗志，改变个人认知观念，对所遇事物有一个客观的认识。冷静思考和理性分析后，找出自身的优点来说服自己能够面对，并且有信心将其做好，从而让自己得到支持，产生前行动力。

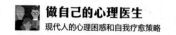
不安——令人陷入无畏的心理疲劳之中

"几乎百分之百的忧虑都是毫无必要的。40% 的忧虑是关于未来的事情，30% 的忧虑是关于过去的事情，22% 的忧虑来自微不足道的小事情，4% 的忧虑来自我们无力改变的事实，剩下的 4% 则来自那些我们正在做着的事情。"这是美国哈佛大学的丹尼尔·格尔曼对人焦虑情绪进行了量化统计。正是因为种种忧虑和恐慌，令我们的内心状态处于不安的情形之下，于是烦躁、压抑、愁苦等其他负面情绪也一同出现，其最终的结果就是精神力不集中、坐立不安、失眠多梦等等。

医学家经过研究表明，"短时期的不安，对身心、生活、工作无甚妨碍；长时间的不安，能使人面容憔悴，体重下降，甚至诱发疾病，给身心健康带来影响。"为什么现代人会有这么多的不安情绪呢？科学家研究发现，不安情绪的构成非常复杂，是在内因和外因的共同作用下所产生的生理、心理波动。

"我该怎么办啊？"最近几天，邹娜仿佛成了"祥林嫂"，一天到晚地念叨着这句话。

"80 后"的邹娜刚刚走入婚姻的殿堂，看着周围的朋友一个个都买房、买车，她是既羡慕又嫉妒。刚成家的邹娜属于裸婚，小两口租住在一套一居室的小面积公寓里，用她的话说，"吃喝拉撒睡，十几平方米就全部解决了。"开始时，邹娜觉得只要和自己和丈夫一同努力，日子一定会越过越好。可是无论怎样开源和节流，望着五位数的存单和"刷刷"上涨的楼价，邹娜的信心一下子如同泄了气的皮球，再也鼓不起来。

就在这个时候，邹娜得知房东急需用钱，低价出售他们所租住的公寓。欣喜若狂的邹娜一边用信用卡套现，一边向亲朋好友借钱，最终有了属于自己的"蜗居"。

然而，债台高筑的日子实在难熬，邹娜从每天一睁开眼睛就开始想该如何挣钱，怎样还款，整日惴惴不安，于是出现了开头那一幕，她总是不自觉地说着："我该怎么办啊？日子该怎么过啊？"

起初，没有房子的邹娜为了买房心神不定。可是买了房子之后，邹娜依然没有定下心来，不安情绪还是缠绕着她。根据科学统计，60%的病人之病因，与焦虑、神经紧张或心情不安有关。如果一个人陷入不安情绪不能自拔，内心就会烦躁愤懑、惊惶无措，严重可导致情绪失控。可以这样说，不安情绪已经成为威胁人们身心健康的大敌之一。

与邹娜不同，马晓燕的生活很富足，但是她也同样被不安情绪所困扰。

刚刚迈过30岁"关卡"的马晓燕就职于某知名策划公司，精明能干的她在短短的几年里就已经"爬"到人事总裁的职位。高薪高职、外形姣好的她成为公司内众多年轻人羡慕的对象，可是马晓燕却没有感到一丝高兴。

由于忙于工作，马晓燕一直忽视个人问题，直到她看见自己的同学都已经为人妻、为人母，她才感到着急起来。这一着急不要紧，马晓燕越来越为自己的"剩女"身份感到不安。

身为大龄剩女，马晓燕开始奔波于各个相亲场合，可是对感情极其挑剔的她却对见过的任何人都不来电。马晓燕的心慌了。

因为感情问题一直迟迟得不到解决，马晓燕的情绪状态直线而下，工作一向严谨的她竟然频频出错。看到女儿神情恍惚、内心慌张的样子，马晓燕的妈妈决定帮助女儿走出这个情绪误区。

"傻女儿，感情问题是急不来的，与其让自己如此困扰，倒不如暂时将它放一放，多出去走走散散心，调整调整心态。"妈妈和颜悦色地对女儿说。

听了妈妈的建议，马晓燕向公司申请了年假，并且去旅游公司报了一个团。在旅游的过程中，马晓燕不再想各种烦心事，而是静下心来领略大自然的美好风光。"无心插柳柳成荫"，马晓燕在无意中发现一位男团友总是默默地关注她，似乎对自己颇有好感。果然，旅游行程即将结束时，这位男士向马晓燕进行表白，称自己对她一见钟情。两个人在进一步的交流和沟通话，马晓燕发现与对方的共同话题很多，十分谈得来。坠入爱河的马晓燕脸上洋溢着幸福与喜悦，看来她的好事即将临近了。

抛掉惶恐不安的情绪之后，马晓燕反而得到了一个惊喜。对于现代人来说，竞争的日益激烈，压力的不断增大，人际关系的复杂多变，工作的不稳定，前途的不可预知，生活矛盾增多，都可能会让自己忧虑，这一切仿佛已经成为众人的通病。然而，心绪不宁只会让自己身心疲惫，自寻烦恼，有的放矢地去解决才是问题的关键所在。

美国心理学之父詹姆斯曾经对他的学生说："不安只令事情的结局变得越来越糟糕，面对这些，你们需要做的并不是被动地接受现实，而是克服随之而来的种种消极因素。"无有独偶，作家卡瑞斯也写到过："在面对最坏的情况之后，我马上轻松下来，感受到了好几天以来没有经历过的平静。"这些话说得虽然简单，但是却能够给我们带来切实的帮助。当很多人因为不安而毁掉自己的理想、自己的工作和自己生活的时候，我们应当做出调整、改变，避免成为不安情绪的牺牲品。

情绪便利贴

"情绪是一个微妙的心理作用，它没有一个固定的模式，也没有一个可以追寻的规律。"所以，在不安情绪面前，我们要做的不是逆来顺受，而是站起来抵制反抗，正视并接受这种情绪，坦然从容地应对，有条不紊地继续生活和工作。

急躁——不慎重往往导致多种错误

做事毛毛躁躁、风风火火、虎头蛇尾，脾气暴躁、鲁莽草率的人在生活中并不少见。对于多数人来说，急躁情绪随时可能发生，因为这是一种不满和压抑情绪的外在表现。然而，对于一个有修养的人来说，必须要抑制和纠正这种负面情绪，从多方面培养温文尔雅的情商指数，练就严谨、认真的做事风格。

北京时间 2006 年 7 月 10 日凌晨，世界杯决赛在德国柏林世界杯球场进行，法国与意大利向冠军发起最后的冲击。比赛刚刚开始第 6 分钟，马卢卡为法国队创造了一粒宝贵的点球，齐达内以一记巧妙的"勺子"命中点球，将比分改写为 1：0，18 分钟意大利"罪人"马特拉齐头球扳平比分。当比赛进入加时赛，场上风云突变，齐达内极不冷静的举动让其离场。

在加时赛下半时第 3 分钟时场上忽然出现混乱，齐达内失去冷静，在无球情况下一头顶在马特拉齐胸口，后者顺势倒地，这也使得比赛陷入中断。冲突前不知马特拉齐对齐达内说了些什么，激怒了这位足球艺术大师。主裁判与助理裁判简单交流之后，出示红牌将齐达内罚出场外，足球艺术大师以这种遗憾的方式告别最后的演出。

在齐达内为球迷带来的美丽表演中，时不时也能见到他脾气暴躁的一面。1998 年世界杯时，齐达内就曾踩踏沙特球员，后又因为在冠军杯比赛中用头恶意顶撞对手被罚禁赛 5 场，而这些还仅仅是齐达内鲁莽行为中的两例而已。

足球场上言语的挑衅司空见惯，齐达内应该用头把球送进意大利的球门，而不是撞向对方的身体。在世界杯决赛中，齐达内头脑发热做出让人匪夷所思的动作，他是在为国家而战，不应为这种无聊的言语放弃国家的荣誉，以这种遗憾的方式告别最后的演出，也让本来占据优势的法国队陷入少一人的被动局面，最终痛失世界冠军奖杯。

古人云："不积跬步，无以至千里。"不管是工作还是生活，每一个细节都至关重要，因为它是一个系统中的一个环节，出现错误就会导致全局的混乱。

在经济全球一体化的今天，一个人的综合素质越来越成为市场竞争和安身立命的重要指标。家庭的组成、工作的进展以及为人处世，都非常看重一个人的性格特征和做事风格。倘若在生活中缺乏自制力、体谅度和容忍度，稍微遇到不顺心的事情就会"沾火就着"，那么家庭必然不会拥有和谐、温馨的氛围。同样，在办公间内喜怒无常、尖酸刻薄、急功近利的人早晚会惨遭淘汰，更无从提及职场未来。由此可见，急躁情绪是人的大忌，急躁和粗糙在很大程度上影响和制约着一个人的整体素质。倘若你想成为生活和工作中的佼佼者，就必须克服这种不良情绪，提倡注重细节的做事风格，成为一名谨慎且受人欢迎的人。

建通公司的新厂区即将落成，为了美化公司环境，总经理决定在新厂区四周栽植树木，并且在适当位置开辟供员工休闲娱乐的场所。听到这个消息，公司上下顿时沸腾了，大家都在为自己即将改善的工作环境感到高兴。

总经理非常重视这件事情，并且亲自挑选主持绿化工作的适当人选。这时，园林专业毕业的小赵毛遂自荐地站了出来，希望自己能够担以此任。看到小赵，总经理有些犹豫，尽管这个小伙子做事麻利干脆，可是在工作中总有些毛手毛脚。得知总经理的顾虑，小赵连夜写出了保证书，信誓旦旦地向公司保证一定会按时按量地完成工作。为了给新人一个锻炼机会，总经理同意了小赵的申请。

为了做到与众不同，小赵决定做一些标新立异的方案。他放弃了传统的行道树，决定引进树木高大的梧桐。小赵这一决定刚刚做出，就遭到了一些人的反对。反对者认为，这种梧桐树适合生长在南方，而厂区所在的北方空气温度、湿度和土壤都不是很适合栽种。可是小赵偏偏不听这一套，他未经上级批准，越级决定将梧桐树采购归来并且栽种。令他没有想到的是，梧桐树栽种下去没多久就全部死掉了，落得个劳民伤财、信誉扫地的下场。

对于公司来说，进行绿化的初衷和愿望都是好的，因为这是为集体成员谋福祉的好事情。可是由于小赵方案不缜密、执行错误和操作不利等原因，该项活动结束后没有达到预期效果，反而问题多多，负面效应极大。看来，急躁情绪让小赵"好心办了坏事"。

做事马马虎虎、粗枝大叶，很容易在为人处世中留下问题，导致种种错误的产生，常常出现急躁情绪的贻害不可小视。急躁者的初衷往往是好的，可是因为图快求成，往往仓促上阵、预见不准、操作失误，导致适得其反的效果。另外，在急躁情绪的左右下，人的脾气性格就很难控制，很容易呈现大发雷霆的状态。这样一来，发泄对象以及周围的人们就会产生不满或者受到伤害，直接影响到人际关系，造成不必要的隔阂。所以说，急躁情绪会将个人处事和修养的种种不足淋漓尽致地暴露出来，给大家留下劣迹和不良印象。

有人说急躁是一个人的"副产品"，这话一点不假，因为它最终影响的便是急躁者的发展和前途。为了自己，我们应当多加强耐心和韧性的训练，并且增强做事的计划性。急躁情绪的"克星"是计划和耐力，只要多花一点时间做出完美的计划，在行事时候严格按照计划执行，就可以从根

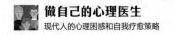
本上避免急中出错的事情出现。

情绪便利贴

急躁的人为人处世经常是轰轰烈烈地开始，草草地收场。因为不能善始善终，很多事情会因为做到一半而前功尽弃，或者出现纰漏酿下大祸。所以，我们应当时刻保持沉着冷静，用理性的头脑来克制急躁情绪的出现。

第三章

心理跃迁

改变人生，从掌控心理开始

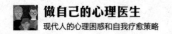
心理年龄：心理智力与人的命运有直接关系

不少成功人士在回忆过往时光时，都会把大学当成是命运的一个转折点。然而，真正触动命运变化的，恰恰是人的情绪智力。

报业大亨斯皮尔斯对此深有体会。他回忆说："大学时候有位同学是他见过的最聪明的人，那个同学在入学前的考试和其他大学相关测试中一举获得了五个满分。尽管那个同学拥有常人无法企及的智力，但在大学期间的大部分时候都在玩乐，课堂上很少见到那个同学的身影。终于，那个同学为此付出了惨重的代价——花了近乎十年时间才拿到学士学位！"

由以上的例子，我们能够发现，很难仅仅用智商的差异来解释教育和机会大体相当的人为什么会走向不同的前途命运。

20 世纪 40 年代，有研究者追踪过就读于常春藤联盟学校的学生，他们智商的分化程度要高于如今他们的学弟学妹。研究者们对那一时期的95 名哈佛大学学子进行了跟踪，发现那些毕业生进入中年以后，在大学期间成绩的佼佼者，较之于分数较低的学生，在薪水、地位等方面并没有体现出特别的成功。当年的"高分学生"对生活的满意程度不是最高的，并且对友谊、家庭和爱情的幸福感也不是同期毕业生中最强烈的。

除此之外，研究者们还对 450 名男孩进入中年之后的现实情况进行了类似的跟踪研究。接受调查的男孩大多数来自移民家庭，家庭经济状况普遍没有那么尽如人意，甚至一大半是来自依靠福利救济生活的家庭。他们在当时被人们称为"枯萎的贫民窟"的马萨诸塞州的萨默维尔长大成人，那个地方离哈佛大学只有几个街区的距离。参与调查的男孩们还有一个特点：当中超出三分之一的男孩智商测试的分数低于 90 分。然而，这项研究再次证实，智商与这些长大了的男孩日后的工作和生活状况没有太大的关系。

　　不能否认的是，那些男孩里，7% 智商低于 80 分的，在十年后或更长时间里处于失业状态。但是另外 7% 智商高于 100 分的人也与他们的境况相似。当然，智商与他们经济水平在某种程度上确有关联，不过那些男孩在童年时期表现出来的各种情绪智力，比如应对挫折、控制情绪以及与他人友好相处等，会导致将来命运更显著的差异。

　　上述事例都能够证明：在学校获得高分未必预示着可以获得成功幸福的人生，而那些擅长处理情绪的人，在将来生活的各个领域都有明显的或潜在的优势。此外，情绪智力出色的人在生活中也更有可能获得满足感和幸福感。由于对情绪的有利把控，情绪智力高的人掌握了提高自身工作效率的心理习惯而在工作业绩上突飞猛进。而那些在情绪面前失去控制的人，常常会在应当专注工作的时间经历情绪斗争，他们持久专注工作和清晰缜密思考的能力受到了破坏。

　　如果以上案例不足以让人信服，我们不妨再看看另一个研究小组正在进行的一项研究。他们的调查对象是 1983 年毕业于美国十几所有名的高中的 82 位毕业典礼致辞者，或者是告别演说者。毫无疑问，这些同学当然是 1983 年他们所在学校的成绩的佼佼者。那些人进入大学后的表现依然很好，成绩保持了一贯的优秀。但到了他们年近 30 岁的时候，他们取得的成就在同期毕业的学生中仅为中等水平。显然，在高中毕业之后的十年，他们当中只有四分之一的人在他们所从事的职业领域当中处于同龄人之中的最高水平，另外许多人表现得并不是很好。

　　此次调查的带头人之一凯迪·阿诺德曾任波士顿大学的教育学教授，她对这一调查结果解释道："我认为我们发现了'尽职的人'，即知道怎样在体制内取得成功的人。但当年的告别演说者们所面临的困难肯定和其他人一样的。能够担任告别演说者，意味着他的学习成绩非常出色，但你不

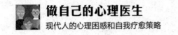
能据此判断他们能够如何应对风云变幻的生活。"

凯迪教授的回答切中了问题的症结。一个人早年所表现出的学业智力并不意味着他们对未来生活的种种变化所造成的混乱和一闪而逝的机遇做好了充分的准备。高超的学业智商也并不是财富、声望或幸福生活的保证。这值得我们对教育进行反思，我们的学校过于重视对学业智力的提升，而忽略了情绪智力等系列特质对一个年轻人的未来同样有着极大的影响。情绪智力和数学或阅读一样，不同的个体的处理能力有高下之分，而且同样是一个人未来竞争力的重要砝码。一个人在其情绪智力方面的纯熟程度，是决定一些人获得成功而同等智力的另一些人却在原地徘徊的关键。

有个儿童笑话："一个小傻瓜在 15 年之后会变成什么?"答案是："老板。"这个笑话不无它的道理：即使是智力方面的"傻瓜"，其情绪智力在职场环境中也会产生额外的优势。

不少证据都显示，擅长处理情绪的人，不仅能很好地了解和控制自身的感受，而且懂得并能有效处理他人感受，这样的人在人生的任何领域都具有优势。无论是在恋爱和亲密关系中，还是在办公室的人际交往中，他们都能迅速成为人生的主角。

情绪便利贴

　　情绪智力出色的人在生活中更有可能获得满足，由于他们掌握了提高自身工作效率的心理习惯，而让自己的工作效率更高。而不善于掌控自身情绪者，常会在内心的斗争中空耗时光，从而损害其专注工作和认真思考的能力。

心理承受力：接受无法改变的，改变能够改变的

有句话叫"用勇气去挑战可以改变的，用胸怀去接受无法改变的，用智慧来区分两者。"有时候，我们可以通过自己的努力来改变现状，而有时候却无能为力。对于后者，我们应当学会接受。情绪也是如此，情绪并非只是喜怒哀乐，它的内涵十分丰富，与个体的心态、思想、生活环境甚至人际关系都息息相关。每个人从降生的那一刻起就会产生情绪，这是个体对外界刺激的主观意识体验和感受，它在一定程度上反映了心理和生理上的特征。有时候我们无法改变影响情绪的种种因素，所以就要学会接受情绪，调整情绪，进而做到管控情绪。

梁实秋是中国近代著名文学家，他于 1920 年赴美哈佛大学留学。刚到哈佛时，黄皮肤、黑头发的他被同学视为"异类"，甚至有很多人看不起他。

"我要学习，我要学知识！"梁实秋就是冲着这个来的。然而，或许是由于太想取得优异成绩了，他的才华并没有完全施展开，在第一次期末考试中，他的成绩远远落在别人之后。

当耳畔传来更多嘲笑声的时候，梁实秋面临两种选择：一是咬牙坚持，放手一搏；二是马上回国，离开哈佛。他选择了前者，梁实秋想要的是知识，虽然求学的道路依然曲折，但是他愿意继续走下去。在随后的时间里，梁实秋在学习之余，着重进行心理调适，力求将焦虑、恐惧、自卑、盲从的心理压力抛掉。

正是由于这种心态反而让他较之前相比更加轻松，以正确的心态继续走完求学路，最终，他成功了，他成为中国现代文学史上著名的理论批评

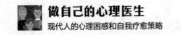

家、作家、英国文学史家、文学家、翻译家，国内第一个研究莎士比亚的权威。

社会竞争异常激烈，面对压力没有良好的心理素质不能很好地控制自己的情绪，就等于失去了强有力的支柱，很容易被压力击垮。心理学家多年的研究表明，应对许多突发的事情，的最好办法就是自我调适，它能够从自我出发，通过调节自身心理最终取得平衡。接受无法改变的，改变能够改变的。大量的事实证明，好情绪、好心态、好身体、好生活和好工作的开始恰恰是来源于健康的心理。所以，学会自我调适，为心情松绑是每一个人都应该学会的事情。

有个国家的人从前都是光脚走路的，一天国王去森林打猎，不小心被地上的枯枝扎破了脚。国王大发雷霆，他下令要把国内所有的地面都铺上牛皮，他认为只有这样做，自己和老百姓才可以放心地走路。

国王的命令一下，大臣们个个愁眉苦脸。就算把全国的牛都杀光，也得不到足够的牛皮来铺地面。就在大家愁云不展的时候，一个勇敢的大臣向国王谏言说："在地面上铺牛皮是一件劳民伤财的事情，我们为什么不用牛皮去包裹自己的双脚呢？"国王一听，立刻更改命令，采用了这位大臣的建议。

通过这则寓言我们得知，有时候改变世界很难，而改变自己却很容易。

看过美国职业篮球联赛的人都知道，黄蜂队的博格斯的身高只有 1.6 米，是 NBA 中最矮的球星。博格斯从小就酷爱篮球，可是因为身材矮小时常受到同伴的嘲笑。很伤心的博格斯哭着问妈妈："妈妈，我这么矮，是不是不应该打篮球？"妈妈鼓励他说："儿子，个子高和矮都不是打篮球的关键。只要你喜欢，只要你开心，就可以一直打下去。"听过妈妈的话，博格斯苦练球技，他要把这件"最开心的事情进行下去"。

长大后的博格斯在威克·福莱斯特大学和华盛顿子弹队的赛场上表现

得异常出色，最终进入夏洛特黄蜂队，在他的技术分析表上赫然写着"投篮命中率 50%，罚球命中率 90%"。

接受媒体采访的博格斯笑着说："从小到大，我无法改变的事情只有两件，一件是身高，而另一件就是开心地打篮球。"

据说，在英国威斯敏斯特教堂的地下室，圣公会主教的墓碑上写着这样的一段话："当我年轻的时候，我的想象力没有受到任何限制，我梦想改变整个世界。"博格斯也是一样，妈妈的鼓励让他接受了身高的事实，同时改变了自己的情绪状态，成为一名开心的球员。

总而言之，我们必须面对现实，学着接受并承担随时可能发生的一切。不管是失败还是成功，我们都要接受现实，通过自身的努力去改变情绪现状。西方哲学家曾经说过："人生，总是在接受现实之后才有新的起点。"学会平静地接受现实，学会坦然地面对一切，积极地看待人生，积极地改变心情，阳光自然会撒到心里，驱赶恐惧、驱赶忧伤、驱赶所有负面情绪。

情绪便利贴

世界上没有完美的事情，人生也不可能一帆风顺。我们要学会接受现实，积极面对一切，通过自己的努力让生活盛开鲜花，一路前行。只有这样，我们才会拥有好情绪，遇到属于自己的春天。

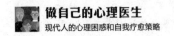

心理弹性：接受现实，然后再放手一搏

生活就像是一部跌宕起伏的情景剧，剧情里面编织着喜悦、悲伤、汗水和泪水。在这部情景剧里，不论是主角还是配角都要努力将自己的角色演绎得完美，在不断变化的人生中突破自己，超越自己，最终领悟人生的真谛。

科学家做过一个很有趣的实验：他们将几只跳蚤放到特定的桌子上，然后猛地一拍桌子，跳蚤立即跳起，其跳起的高度超过自己身高的百倍。无论怎样重复这个过程，跳蚤向上跳的高度都是一样，所以跳蚤堪称生物界的"跳高大王"。

科学家继续测试，他们将跳蚤上方盖上一个玻璃罩子，然后拍桌子让跳蚤弹跳。结果可想而知，跳蚤会"啪"的一声触及玻璃罩子，没办法跳得再高。连续多次以后，跳蚤为了避免碰壁会调整自己的弹跳力度，让跳起来的高度与玻璃罩子相当。当人们不断将玻璃罩的高度降低后跳蚤无法再跳了，"跳高大王"竟然只能爬行前进。跳蚤并非是失去了弹跳能力，而是在一次又一次的碰壁后胆怯了。当科学家撤走玻璃罩子之后，结果竟然让人大跌眼镜，可悲的跳蚤再也不愿意弹跳，而是选择了爬行前进。

跳蚤最后失去了自己的本能选择了退缩，玻璃罩的影响已经在跳蚤潜意识中根深蒂固，它扼杀了自己弹跳的欲望和潜能。

从心理学的角度上讲，一个勇于在变化中突破、勇敢放手一搏的人等于将自己束缚的内心解救出来，打破墨守成规、千篇一律的心态模式之后，忧伤、失落、绝望等负面情绪就会随之消失，取而代之的便是崭新的方向和好心情。

沈书凭借敏锐的市场洞察力和缜密的思维被老总破格提拔为销售总监，这为他的职场生涯增添了浓墨重彩的一笔。然而，他在销售总监的职位只做了半年便被老总撤换下来，这让他异常愤怒，于是气势汹汹地闯进老总办公室，找上司理论。

看到沈书的"不请自到"，老总似乎早有准备，他冷静地反问沈书说："你工作的确很努力，可是你最近的情绪却喜怒无常，公司经常接到员工的投诉。"

原来，刚刚升职后的沈书压力很大，他很想尽快取得成绩。急于求成的他不免有些急躁，沈书总是一味地要求员工这样或那样，一会儿认为某个员工销售业绩太低，一会儿又觉得某个员工对待客户的销售方式不对，可是他偏偏忘记要突破自我，为整个销售部制定更加适宜的销售方案。

沈书听完老总的回答后目瞪口呆，他万万没有想到，没有及时调整心态与情绪竟然断送了自己的职场前途。

沈书的事例不禁引起我们的沉思，一个人想要获得成功，就要随时调整自己的思维模式、心理状态乃至于情绪状态，这样才能随时应对来自生活和工作的挑战。

其实我们每个人最大的敌人就是"自我"，将自己囚禁在这个圈子中，仿佛在内心周围铸就了一道看不到、摸不着的围墙。在"围墙"的左右之下，个体难免产生种种负面情绪，消极状态一刻不停地郁积，随时都有"爆发"的可能性和危险性。所以，我们应该当改变自己的心态去试着突破"自我"围墙，不要将自己封闭起来，要不断地去找寻突破口大步向前追寻生活中的阳光，获得一生中最宝贵的财富——快乐。

大学毕业后，许硕在家人的安排下按部就班地进入某公司就职。尽管许硕对这份工作不是很喜欢，但是他依然接受了家人的安排。从那以后，许硕开始害怕上班，甚至得了"工作恐惧症"。

"每天早上睁开眼睛的那一刹那，就会想起马上就要去上班。之后，

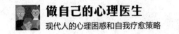

我就会感到万念俱灰，人生没有任何希望。"许硕这样回忆。

在自己不喜欢的环境中从事着不愿意做的工作是一件很痛苦的事情，许硕将这段经历形容为"煎熬"。他曾经试探地向家人提出辞职的想法，却被父母斩钉截铁地回绝了。在旁人眼中，许硕的这份工作薪酬丰厚，非常体面，是别人求之不得的岗位。

经过长期的心理斗争之后，许硕终于想放手一搏，他认为"与其整日闷闷不乐，倒不如突破自我，获得开心。"许硕打点好公司的一切事宜之后背着家人递交了辞呈。随后，他拿起了画笔背起行囊四处写生，成为一名流浪画家。在给父母的信中，他这样写道："从小到大，画画是我最喜欢的事情。为了家长的面子，我委曲求全地选择了你们报选的专业，从事了你们安排的工作，可是这样的我一点也不开心。现在的我四处写生作画，生活尽管辛苦，但是我每天都是开心的，希望你们能够支持我的选择。"父母拿着许硕的这封信，眼圈红了，他们已经想明白了，"儿子用放手一搏来获得开心，这个选择非常值得。"

古希腊学者阿基米德曾说过："给我一个支点，我可以撬起整个地球。"这句话言简意赅地表明每一个人都有无限的潜力与能力，问题就是在于你敢不敢跨越思想和心态尺度，去大胆突破自我，超越自我。情绪也是如此，当你长期将自己"囚禁"在某种负面情绪中时，不妨试着去突破，试着去拼搏，也许结局就会因此而改变。

情绪便利贴

勇敢地迈出前进的脚步是超越现状、改善不良情绪的关键，勇敢地放手拼搏不但能够为人生设立新的目标，更新观念、完善内心，也能够改善心情，累积正面力量，最终焕发自身巨大潜能，做一个全新的自己。

心理景象：选择自己的心理状态

克里蒂娜是心理学专家，她所提出的"心理景象学说"曾经震动了整个心理学界。依照克里蒂娜的观点，她认为每个人心中都存在另一个自我，这就是个体的心理景象。心理景象如同一面镜子，如果人的潜意识中存在悲观态度，那么心理景象就会如此，而负面情绪则会直接表现在个体的行为举止当中。与之相反的是，倘若心理景象是向上、乐观的，个体状态则会呈现积极状态，例如手舞足蹈、兴高采烈等。

窗外艳阳高照，张爱爱却满脸阴霾地坐在办公桌前。就在不久前，经理把张爱爱叫到办公室，不分青红皂白就是一顿训斥，原因是她顶撞了客户。

张爱爱所在的公关部每天要和形形色色的人打交道，这次她接待的客户自称"很有来头"，为此对张爱爱的接待表现出不屑一顾的样子。

开始，张爱爱一直告诫自己忍耐，毕竟客户还没有在订货单上签字。令她没有想到的是，客户不但没因张爱爱的隐忍而收敛，反而有变本加厉之势，他一会儿提出这种条件，一会儿又说出另外一种要求，摆明了"鸡蛋里挑骨头"的架势。

最终，张爱爱对于客户的挑衅忍无可忍，辩驳了几句。恰恰是这几句，让对方抓到了"贵公司怠慢"的把柄，叫嚣着要"终止合作"。为此，经理勃然大怒，所有怒火和怨气自然发泄到张爱爱的头上。

尽管张爱爱万般忍耐，依然在最后一刻将怨气发泄至客户，令对方"揪住小辫子"不放。其实，此时的张爱爱可以通过运用选择自我心理景象的方法来改写结局。在心理学上，焦虑、紧张、沮丧、愤怒、恐惧等情绪都称之为负面心理情绪，这些情绪会给人带来消极的情绪与态度之外，也会令个人身体感觉到不舒适，甚至会影响正常生活与工作的开展。对于负面情绪来说，它在个体的内心都与心理景象一一对应，而与这些同时存在的还有正面情绪的积极景象，关键在于你如何选择。

王琳在二十五岁那年进入知名的通信公司做文职工作，她适应能力很强，工作也很出众，获得公司上下的一致好评。

王琳善于与人沟通，大家也喜欢和她交流。渐渐地，王琳成为公司内的"老好人"，谁有事情都愿意来向她寻求帮助。王琳的好人缘引起了同事汤丽的嫉妒，她总是用异样的眼光来针对王琳，有几次竟然当众让王琳难堪。

汤丽的"刁难"全被其他同事看在眼里，就在大家纷纷为王琳打抱不平的时候，王琳竟然笑眯眯地说："不要紧的，大家都是同事，千万不要将关系搞僵。"

王琳大度的话语慢慢地传到汤丽的耳朵里，她开始反思自己的行为举动，不禁有些愧疚。汤丽在第一时间找到王琳，不好意思地向其道歉，汤丽一改往日"水火不相容"的态度。

同事们一面为这两个人的和好感到高兴，一面感到疑惑，"面对汤丽以前所做的一切，王琳怎么能不生气呢？"

王琳笑着为大家揭开了谜底："每当汤丽对我恶语相向的时候，我就让自己努力地想起她的优点，比如说思维敏捷、工作缜密等等。每当我想起这些，就会认为在某种方面汤丽是我的学习对象，想象她是在帮助我成长，心情自然会好很多。"

无疑，王琳是一个非常睿智的白领女性，她能够自主选择美好的心理景象，激发出积极情绪和正面力量，从而避免走入负面情绪的灰色地带。从心理学上分析，负面情绪不是天生的，它可以通过种种方法来改善，而选择美好、乐观的心理景象正是其中的一种。

情绪是"情感极其独特的思想、心理和生理状态，以及一系列行动的倾向"。选择正确心理景象的人能够看到事物光明的一面，从而培养乐观心态，激发正面情绪。当人受到外界刺激的时候，就要积极调动正面情绪，避免陷入错误心理景象的误区，杜绝过激举动的出现。每当我们心情不好的时候，不妨试着换种角度思考问题，比如"还是有可取之处的""我可以寻找有趣话题"等等。

情绪便利贴

基于每个人都可能会出现情绪或者行为起伏的状态出现，个体应当暂时抛掉表面现象，合理选择良好的心理景象。通常情况下，美好的心理景象能够帮助我们逃离负面情绪的漩涡，清楚负面心理信息，令我们有效地生活与工作，时刻展示出个人魅力与活力。

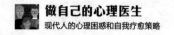

心理力量：从积极的关注中找到新的力量

有两个从山村里走出的年轻人来到繁华的都市东京来谋求生计。两个小伙子站在车水马龙的都市中有些不知所措，他们看到不少人竟然在街上花钱买水喝。第一个小伙子想："连喝水都要花钱，生活在这里一定很累，我还是离开吧。"第二个小伙子却想："东京真是个好地方，居然卖水也能挣钱，我一定要在这里好好努力，出人头地，然后衣锦还乡。"想到这里，第二个小伙子兴奋无比，满怀信心地开始创业生涯，最终成就了自己的事业，成为日本闻名遐迩的水泥大王。有时候，积极的关注能够为人们带来积极的念头，最终成为积极的力量，决定一个正确的行动。

一天，一个流浪的小男孩走过一家面包店，饥肠辘辘的他看着橱窗内的糕点一个劲地吞口水。

面包店老板见状走出来说："面包看起来很好吃，对吧？"

小男孩却答非所问地说："如果你能把窗子擦得再干净些，面包就会显得格外诱人。"

老板说："那好吧，你来帮我擦玻璃，我为你提供免费的面包。"

就这样，小男孩得到了人生中的第一份工作，这个小男孩就是博克。

慢慢的，博克长大了，随着阅历的增加，他感到人的成长过程中存在无尽的烦恼，比如说工作的烦恼、家庭的烦恼、亲情的烦恼等等。每当他为此感到困惑的时候，博克就会拼命地回忆自己流浪时的第一份工作，转换目光，从其他方面寻找新的力量来令自己从烦恼情绪中解脱。最终，博克成功了，为了让更多人分享自己好心情的秘诀，他将其归纳为一本书，书名就叫作《流浪男孩的美味面包》。

如今，博克的这本书已经在全世界的范围内推广，且被翻译成多种语言。想到有很多人能够从中收益，博克开心地笑了。

看过博克的故事，我们发现他很睿智。他懂得转移关注点让自己在苦恼之中解脱出来，情感不仅是一种感受，近年来它也成为改变生活的主要因素。有些时候，生活的烦琐和工作的压力会让情绪跌倒谷底，如果我们能够学会更换关注点，也许会有意想不到的收获。

年轻的辛迪每天都愁眉苦脸，经常性地向同事抱怨："我的生活一片黑暗，太阳到底在哪里？"辛迪为什么会如此消极呢？在她看来："我没有天使的面孔，也没有傲人的身材，更没有聪慧的头脑，不管到哪里都是一个小小的配角。我讨厌生活，我讨厌这个世界。"她时刻都在给自己灌输悲观的思想，眉头皱成一团，大家只能看到她两种状态：第一种状态是唉声叹气，第二种状态则是眼神迷离。

由于辛迪一直认为自己生活在"暗不见天日"的环境中，久而久之同事们便称她为"黑洞女"。"'黑洞女'又发脾气了""快听，'黑洞女'又哭了"，辛迪就像太阳黑洞一般，所有快乐见了她都会消失得无影无踪，跟她在一起除了感到压抑，就是颓废。

终于，老板和同事再也无法忍受辛迪的状态，她被炒了鱿鱼。这一次，辛迪哭了，而且哭得撕心裂肺、悲痛欲绝。在她最悲伤的时候，闺蜜送给她一本有关心理方面的图书，名字叫作《寻找阳光》，这本书让辛迪受益匪浅，她开始按照书中指点的方向行进。

一段时间后熟悉辛迪的人都发觉她改变了，而且是彻头彻尾的改变。清晨她会带着心爱的小狗散步，跟每一个见面的人热情地打着招呼，隔三岔五约以前的同事聚餐，大家在诧异辛迪的改变之余，以前的老板向她伸出橄榄枝，希望辛迪再次回到以前的团队。

如今的辛迪无论在工作还是生活上都是最积极的人，她的脸庞再也看不到阴霾，看到她的人总觉得人生充满着阳光和希望。

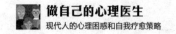
　　哈佛大学的米莉教授曾经说过："当情绪走出局限之后，就会有新的目标、新的力量出现。"生活好像一面镜子，它能原原本本地反映出个人的精神、情绪状态。如果你懂得用敏锐的目光积极地去寻找新关注点，就会为一成不变的日子注入新鲜的活力，就能够用积极向上的精神对待生活，开朗乐观与周围事物接触。

　　如果你认为自己在生活中表现出了过多的负面情绪，那么，你就应该学会用乐观的情绪来激励自己，低谷时的乐观情绪可以让你获得向上的精神与积极的动力，而失败时的乐观情绪，可以让你拥有改变自我目前状态的积极干劲。改造自己，让自己的情绪中拥有更多的乐观与从容，你便会感受到来自内心深处的幸福。

情绪便利贴

　　很多时候，我们的苦恼都是陷入困顿所导致的，尝试走出任性的局限，换种方式来看问题，心情就会大有改观。

自我封闭：告别压抑，走出封闭的心理状态

我们每个人都曾经经历过这样的一种状态，内心有一种强烈的窒息感，让人无比抗拒当下的生活，有一种想要呼喊和逃离的欲望，甚至无比愤怒。对于这种状态，有一个人所共知的词来形容，就是压抑。

压抑就是应该发出去的东西因为受到控制而不能发出的情况，同时，压抑还有一种释义那就是郁郁不乐。心理学上将压抑归纳为"个人受挫后，不是将变化的思想、情感释放出来，转出去，而是将其压抑在心头，不愿承认烦恼的存在。"压抑不仅能够令人的心态变得消极，而且也能令行为变得偏激，由此可见压抑对个体的身心影响极大。

于格·蒙达朗拜尔出生于法国世袭了 800 多年的贵族世家，少年时，他便已经博览群书，精通绘画，在大学时，他进行了法律专业的学习。从25 岁开始，于格抛弃了优越的生活，独自一人闯荡世界，并逐渐成为才华横溢的画家与导演。

在 1978 年的一个深夜里，于格在自己位于美国纽约华盛顿广场旁的家中遭遇了不幸：两名入室抢劫的歹徒将硫酸泼向了他的眼睛，在巨大的疼痛烧灼中，"世界开始变得如同上帝一样不可见了……"那一年，于格才 35 岁。

疼痛的煎熬、巨大的愤怒、对黑暗世界的恐惧、对未来的焦虑与迷茫，一直困扰着于格。在遭遇不幸以后，朋友们离他而去，他的社交圈大大地缩小，就连独自出门都无法办到，只好一个人在房间里面待着，被压抑的情绪包围着。

在经受着肉体与精神上的双重折磨时，这位双目失明的艺术家开始

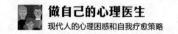
回味过往的人生岁月："在受伤以前，我四处绘画，整日写生，过于忙碌的生活节奏，却忽略了对人生、对生命深义的思考。"面对着生活的惨剧，在经历了大半年的压抑时光后，于格开始对"生而为人"的意义进行反思。

随后，他渐渐地发现，其实一切并没有自己想象的那么糟糕。"生活中，还是有许多可以让人大笑的理由存在的"，从此后，于格将努力做一个正常人当成了自己人生的目标，并立志要让生活再次充满阳光。

与不幸的命运展开顽强抗争的过程中，于格接受了各种各样的"再教育训练"，在手杖与指尖的帮助之下，于格不断地锻炼自己去学会写作、驾车、授课、攀岩……他努力地去寻找新的空间，不断地展示自我生命的张力，以全部的身心去适应周围的人与事物，让自己尽力去倾听城市的发展气息，让自己去尽力感受大自然的美好。

此后，一颗热爱生活的心开始了更铿锵有力的跳动，于格以自己的亲身经历与遭遇不幸后对人生产生的思考告诫世人："对一个人而言，失去光明不可怕，最可怕的是将挂在心中的灯盏熄灭，从此再也无法点燃。"

每个人都有潜意识，当受挫的思想与情感压抑在心头太久的时候，潜意识就会支配人的需求和动机。这种压抑心理有时候源于外部环境，有时候是个体的因素，当内外两种因素的共同作用之下，个体难免会将自我封闭，自我禁锢。这样就会对自己的情绪、思想、行为所做的过分压制导致了行为的异常。所以，我们应当勇敢地迈出这一步，打破情感局限，从而成就自我。

当压抑的情绪化为潜意识的时候，潜意识就会以动机的形式来驱动某种行为。像于格一样，压抑已久的情绪令他苦恼，当他认识到压抑的危害性时，他主动地选择面对，做好自我心理调适工作。

精神分析大师弗洛伊德将潜意识分为"生的本能"与"死的本能"。如果在正面情绪的驱动下形成了前者的潜意识，就会成为带有建设的、积极的、向上的动力；相反，负面情绪很容易引起破坏的、消极的、冲动的潜意识，令人做出越轨的行为。所以，遇到挫折我们应当从主观去寻找原因，做到积极有为，长善救失，杜绝因此引发出压抑的心理。

除此以外，心理学家发现，当你感到压抑的时候不要垂着头走路，而是要像风一样疾走；不要弯腰驼背，而是要挺直身子；不要愁眉苦脸，要面带微笑。只有做到这些，你才能够突破自我，享受良好心情带给自己的那份快乐。很多压抑的人产生厌倦、懒惰的行为，为了与之做斗争，我们不妨列出一个日常安排表，认真、专心去做，促使自己走出封闭的圈子和禁锢的心灵。

情绪便利贴

英国教育家斯宾认为："健康的人格寓于健康的身体。"用运动赶走压抑也是一项不错的选择，慢跑、游泳、骑车，都能够令人信心倍增，精力充沛，从而彻底放松，消除负面心情。

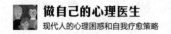
负面心理宣泄：解决负面心理问题，流泪的人是勇敢的

"男人哭吧哭吧不是罪"，刘德华这首《男人哭吧不是罪》曾经红遍大江南北，他唱出了许多男人的心声。不知从何时开始，"男儿有泪不轻弹"这句话便开始流传开来。不光是男人，即便是女人流泪也是脆弱的象征，会被他人轻视。

在社会压力巨大的今天，很多人一直在扮演着坚强的角色，无论是家庭还是工作遭遇困难和失败都要咬牙挺过去，在挺不住的时候，人真的会在一瞬间崩溃。这种崩溃，实际上就是负面情绪积累到一定程度，人再也支撑不住了。

我们要时刻防止自己走到最后崩溃的地步，要想办法让再情绪到达低点的时候宣泄出去，而宣泄的方法可以是哭泣。

心理学家称，放声大哭可以释放心中压力缓解负面情绪。人在悲伤时掉出的泪水中蛋白质含量很高，眼泪可以把体内积蓄的负影响化学物质清除掉，从而减轻负担。同时，科研机构对眼泪进行化学分析发现，"泪水中含有两种重要的化学物质，即脑啡肽复合物及催乳素。其仅存在于受情绪影响而流出的眼泪中，因而他们认为适当哭泣对个体有利无害。"

"谁都不要理我。"程航刚一进家就扑进自己的卧室中。

程航的爸妈听到儿子在卧室里号啕大哭，有些不知所措，他们轻轻地敲了敲儿子的房门，房间内传出程航声音："先别理我，让我哭一会就好了。"听到儿子的话，老两口面面相觑，他们知道儿子内心中有太多的苦，太多的压抑，索性让他痛快点大哭一场。

程航的家中有一个六岁的女儿，女儿从生下开始就与别的孩子有些异样。程航的女儿遇事比较偏执，经常尖锐地喊叫，并且不愿意与任何人交流，其中包括自己的爸爸妈妈、爷爷奶奶。察觉出孩子不同之后，程航夫妇带着女儿奔波于全国各地的各大医院，医生的诊断结果都是同一个——自闭症。

为了这个女儿，程航一家子付出了极大的努力，可是他的妻子却因为看不到曙光和希望，悄悄地收拾自己的东西离开了家。这样一来，抚养和培养女儿的重担全部压在程航的身上。为了更好地照顾女儿，程航辞去薪资丰厚的工作，选择开一间网店，目的就是能够多陪伴孩子。

单身父亲照顾自闭症女儿的道路很艰难，但是他依然咬牙坚持着。头发花白的老父母看到儿子和孙女的情形十分心疼，他们唯一能做的就是为程航提供一个可以发泄的场所。每每程航身心疲惫的时候，他就会跑到父母家像孩子一样痛哭一场，哭泣过后擦干泪水继续勇敢前行。

程航这个七尺男儿的泪水并不代表软弱，他用实际行动担当起种种重任成为生命的强者。美国明尼苏达大学心理学家威廉·弗莱对哭泣做了长达五年的研究，结果显示不论男人还是女人，一个月内都会哭泣三次以上，有些人是号啕大哭，有些人则是默默流泪。基于这种情况，以色列特拉维夫大学生物学家哈森认为："哭泣是一项人类高度进化的行为，同语言一样，只有人类才能拥有真正意义上的哭泣。"

姚辉如眼泪涔涔的模样着实惹人心疼，用她的话来说："并不是自己的想哭，而是眼泪不知不觉就会流出来。"开始时，同事都认为姚辉如"娇气""脆弱"，动不动就要哭上一场。可是随着交往的深入，大家发现哭泣只不过是她发泄内心情绪的一种方式。

由于经济危机的到来，整个公司风雨飘摇，据小道消息称公司内部要大规模裁员，而姚辉如所在的部门更是面临着整体被裁掉的危险。一时间人心惶惶，大家惴惴不安，紧张气氛弥漫在整个办公间里。有人唉声叹气，有人愁眉苦脸，有人情绪化大发雷霆……他们没有任何的工作状态，

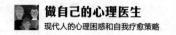
而姚辉如的心情同样十分压抑，每当心里"堵"的难受时，她就会掏出纸巾偷偷地哭上一鼻子，等坏情绪发泄完毕之后继续工作着。

裁员名单出来了，姚辉如所在的部门除了她以外都在裁员范围之内，为什么公司单单留下"娇滴滴爱哭鼻子"的姚辉如呢？人事经理给出的答复说："我不会去管员工用何种方式来宣泄情绪，只要认真工作的员工就会被留下。"就这样，姚辉如"因祸得福"地继续留在公司，并且被委以重任。

生物学家哈森研究发现，眼泪甚至可以发送自我保护的信号，"它会模糊人们的视线，防止自己对别人做出攻击性行为；同时，又能显示自己的脆弱，让对方降低戒心和敌意，不会随便做出伤害行为；进一步讲，对方看到一张流着泪的脸，也会引发怜悯之情，进而不自觉地给予支持。"

另一方面，哭泣是帮助人体释放压力的一种重要手段，对于维持身体健康和精神平衡有很大裨益。当你肆无忌惮地流出眼泪时，就等于给大脑发出减压的信号。从心理学上讲，流泪是情绪的自然流露。想要流眼泪的时候，不必过分地来抑制这种欲望，从而加深痛苦，最好的方式是让情绪顺其自然地发泄。

情绪便利贴

哭泣是情感的宣泄，不必忍耐。此时的泪水不仅能够令身心得到一定程度上的放松，而且也能为身体和心理"排毒"。

心理仪式：给自己一些"罗曼蒂克"情结

不要认为"罗曼蒂克"情节是小男生和小女生的把戏，也不要眼巴巴地等待别人给自己制造浪漫，其实这一切自己都有能力做到，你完完全全可以做生活的主人，给自己创造好心情。

胡楠在众人眼中是典型的"大龄圣女"，提及她的名字，很多人的语气中竟然充满怜惜之情。然而胡楠自己却没有觉出自己可怜，也不会因此而打扰自己的好情绪。

三十五岁的胡楠十分享受单身生活，用她的话来说："缘分飘忽不定，是你的早晚会来，不是你的也不能强求。我为什么要因为这些未知的事情搞得自己不开心？"

这么多年以来，胡楠都养成这样一个习惯，不管工作多忙多累，她都会为自己准备一顿营养丰富的夜宵，并且在餐桌上摆上新鲜的玫瑰花。在摇曳烛光的映射下，含苞待放的玫瑰吐露着幽雅的清香，在这种浪漫的环境中用餐对胡楠来说是身心的放松，同时也是对自己的犒赏。

畅销书《秘密》中写过这样的一句话："你可以通过自己的努力将美好的事物吸引过来，比如说个人魅力、权势、财富或是好心情。"就像胡楠一样，她并不会因为外界的评论而伤心，而是通过自己"罗曼蒂克"的情结给自己创造一份独特的生活姿态，无限地吸引生活中的正能量。

《阿甘正传》里阿甘刚刚学会奔跑的时候：他跑着跑着，那些拐杖，金属架子的助行器就全部散开来，远远地抛在了身后。旁白说："自从我学会了奔跑，到每一个地方我都是跑着去的。"是的，奔跑，在这个过程中，丢开那些叮叮当当闪亮的首饰，丢开那些乱七八糟的报表和账单，丢开那些摇摇摆摆让人坐立不安的高跟鞋，丢开该死的房贷、油费、保险费、税票……你的头顶只有蓝天白云，你的心还是童年那个无忧无虑的小孩子，你只要欢乐纵情地奔跑，不管旁人异样的眼光，这样享受一次也好！这便是自己的罗曼蒂克。倘若你真的这样做了，就会发现身心格外放松，心情格外舒畅，这也是浪漫情节为自己带来的"奖赏"。

珍妮喜欢喝咖啡，特别是喜欢去星巴克喝咖啡。与其说她喜欢星巴克咖啡的滋味，倒不如说她热衷那里的浪漫气氛。

"珍妮姐姐，星巴克咖啡真的比自己煮的咖啡好喝吗？"茉莉一脸天真地问。

"我先不回答你的问题，给你念一封星巴克创始人舒尔茨的父亲写给他的一封信，信上写着'亲爱的儿子，作为一个父亲我确实失败，既没有给你一个好的生活环境，也没有办法供你去上大学，我的确如你所说是个粗人。但是孩子，我也有自己的梦想，我最大的愿望是能够拥有一家咖啡屋，能够穿上干净的衣服，悠闲地为你们研磨和冲泡一杯浓香的咖啡，然而，这个愿望我无法实现了，我希望儿子你能拥有这样的幸福……'你听听，多么浪漫，多么富有诗意。所以，如果你能喝咖啡、爱喝咖啡，一定要去一次星巴克，在'美人鱼'的陪伴下，分享那份饱含爱意的香醇。还应该拥有一只星巴克的白瓷杯子，上面的绿色美人鱼不唱歌，取而代之的是她手中的咖啡杯，其中的香气正如歌声。"珍妮富有哲理的话让茉莉听得目瞪口呆，突然间，她恍然大悟地说："怪不得你每天心情都是那么平静，原来是浪漫的功劳啊。"

为什么珍妮的"罗曼蒂克"情结给自己创造出绝佳心境呢？而她又是如何吸引正面情绪的出现呢？浪漫的情结对一个人的生活态度有着重要的影响，它能够激发个体积极奋进的心态，带来一种生活的激情。

很多时候，自我的"罗曼蒂克"情结是现实生活中的精神寄托，人带着洒脱的心境上路，将会对现实生活的激情化作丝丝诗意，从而烙铸到自己的内心中去。除此以外，张扬的个性还可以彰显自己对生活、对工作的无限热爱与憧憬。这样一来，对人生的态度就会积极乐观、充满激情，情绪自然在自我的管控之中。倘若面对事实中的无奈，有"罗曼蒂克"情结的人会用诗意的方式去对待、理解。

情绪便利贴

　　每个人的心底都有一个夙愿，那就是时刻为人生增添完美的符号。对于个人来说，多增加一些"罗曼蒂克"情结，心境就会变得更加安逸和谐，情绪自然会呈现出积极、正面的能量。

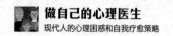

心理痛点：找到你自己的心理兴奋开关

情绪是指人的喜怒哀乐，积极的情绪会给人的学习、工作和生活带来高效率和高质量，而负面情绪则会对个体产生不同程度的影响。因此，我们要对情绪做到调节和管控，找到情绪的兴奋点，用适当的"high"状态来驱赶不良情绪的阴霾。

王昌明是一位普通而又不平凡的乡村教师，说他普通是因为王老师和全国上千万的乡村老师一样，日复一日、年复一年地坚守在自己的工作岗位之上。要提起王老师的不平凡，大家有很多话要讲。王老师所任职的学校交通闭塞，经济相对落后。最初，他接触的学生都是拖着鼻涕，不懂得课堂纪律的孩子。有时候，王老师在上面讲着课，下面的学生已经闹成了一片，为此他十分头疼。

为了帮助学生尽快地进入状态，王老师绞尽脑汁改良授课方法，他一改"老师讲、学生听"的传统方式，而是想方设法地调动同学们的积极性。

举一个简单的例子，王老师经常让同学们进行角色扮演。在课堂上，王老师让学生扮演课文中的人物去激发他们学习的兴趣，训练学生的思维能力。

通过表演，王老师抓住了学生的情绪兴奋点，满足孩子爱玩、好动的心理需求，在欢快、活跃、情绪高涨的氛围中，积极动脑、动手、动口，进而使课堂气氛生机勃勃，掀起课堂教学高潮。学生们纷纷爱上了王老师的课，每堂课的角色扮演都会争先恐后，个个跃跃欲试。在年底的教学评估中，王老师所带的班级成绩在乡里乃至镇上都名列前茅，同行和学生家长都对王老师竖起了大拇指。

苏霍姆林斯基曾说，"不要使掌握知识的过程让孩子们感到厌烦，不要把他们引入一种疲劳和对一切漠不关心的状态，而要使他们的整个身心充满欢乐。"昌明老师利用表演的方式教学使学生在新颖别致中享受到学习的乐趣，产生了学习的愉悦感。王老师敏锐地抓住了学生的情绪兴奋点，让他们在表演中悟理，在快乐中求知，在活跃中创新。

和王老师一样，肖娜也是一个懂得找到自我情绪兴奋点的聪明女孩。

大学毕业后，喜欢美容的肖娜回绝了多家公司伸向自己的橄榄枝，全心全意地"宅"在家里开了一家化妆品网店。在家开网店看似简单，实则非常复杂，肖娜需要自己上货、发货，自己充当摄影师为产品拍照片，有时候一天只能吃上一顿饭，睡三四个小时的觉。家人觉得肖娜自己创业太辛苦，纷纷劝她关闭网店，出去找一份传统人印象中"正经八百"的工作，可是肖娜笑着对大家说："和你们相反，我一点都不觉得辛苦，因为这是我的兴趣所在。"

"每天都要机械性地重复相同的工作，你不觉得烦吗？"肖娜的小妹妹一脸天真地问道。

"有时候心情会有些不好，但是我有妙招。"肖娜故弄玄虚地回答妹妹。

"妙招？好姐姐，快告诉我吧！"小妹妹撒着娇摇晃着肖娜手臂说。

"妙招很简单，就是在我心情不好的时候，会暂时停止工作，给自己十几分钟的时间去听轻松的歌曲或者浏览美美的图片。要知道，我的梦想就是背着背包四处旅游，每次看到这些，我的浑身就充满了使不完的力气，自然会全身心投入工作中，为了早日实现梦想去努力。"肖娜一字一句地告诉小妹妹，话语坚定而又认真。

心理学研究表明，"如果注意的对象是单调的、静止的，注意力就难以稳定；如果注意的对象是复杂的、变化的、活动的，注意力就容易稳定。"实践证明，在肖娜的工作过于沉重时，她会根据自己的情绪状态来设置一些活动，激活自己的思维，使其处于兴奋状态，同时产生了情绪兴奋点。无疑，肖娜是一名睿智的女孩，她懂得适时抓住兴奋点，吸引自己的注意力，使自己的情绪高涨、心情愉悦，从而让工作获得最佳效果。

找到自我情绪的兴奋点，在心理学上就是指抓住人们急切期待的心理，或者是兴趣，不断向前延伸和预知后事如何的迫切要求。在生活中巧设情绪兴奋点，将不良心情逐渐淡化、消失，从而引起个体的高度注意和情绪状态的集中，激起自身强烈的好奇心和能动性，使自我进入"心求通而未得，口欲言而未能"的境界。

我们都知道，任何情绪都是在一定的情境之下产生的。在找到自我情绪兴奋点的时候，自己感兴趣的内容、话题、事物更具有强烈的吸引力，更容易令自己产生兴奋，更能激发生活的热情和探索欲望。从而自觉地形成正面情绪内驱力，有利于提高生活和工作的效率。

能成功管控情绪的人不论是在人际交往还是在工作生活中都是天生的优势者，积极的情绪可以让其拥有超凡脱俗、升华超越之功效。作为现代人，无论从生存角度还是从发展角度上讲随时随地都会遇到压力。学会调整情绪、提高情商才能缓解压力，令个体在发展的途中不会陷入迷途，顺利前行。

在职场中拼搏的人光凭优秀的能力和机敏的头脑是不够的，因为打拼事业的基础是要有一个好身体。职场中每一个人都是可以被取代的，只有好身体才是奋斗的本钱，单位压力大、工作繁忙常常让职场人陷入亚健康状态，常常是外表光鲜亮丽而身心却出现重重隐患。所以必须经常运动，用运动来强健体魄、舒缓压力，塑造身心健康的自我形象。

可见，找到适合自己的消遣方法对人体是大有益处的。在心理上，消遣可以调节人体紧张情绪，改善生理和心理状态，恢复体力和活力；现代人适当地进行消遣，还有改善失眠和缓解职场压力的功效，从而保持健康的心态，让疲惫的身心得以休息恢复，使之精力充沛地投入工作和生活中去。

情绪便利贴

　　找到情绪兴奋点，个体就会围绕关注的问题主动去探索、去学习。此时，趁机管控和调节情绪，将会更容易掀起高潮。

　　适合自己的消遣方式可以让机体放松身心，缓解压力。此外，消遣还能够改善个体紧张的神经系统，提高神经系统对外界错综复杂事物的判断能力，及时做出准确、迅速的回应，这样一来，消遣既能够增加个体身心健康的筹码，又可以改善心情，锻炼自己的应激能力，从而更好地生活和工作。

第四章

社交高手

情商高的人，不会随便让心理问题左右行为

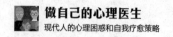
社交心理：让自己更系统地参与社交

在社会上，不管是与同事的交往还是与客户之间的工作应酬，我们总要面对各种不熟悉的人或事，总要进入各种陌生场合，对于胆小又缺乏安全感的人来说，这种交际并不是一件容易的事情。当这些困难让你无所适从时，你是逃避、恐惧还是惊慌失措？你要知道，这些负面情绪除了把你的形象搞得一塌糊涂之外，什么也换不来。

为什么会产生负面情绪呢？因为陌生就意味着不确定，意味着变化，而对于很多人来说，变化会给他们带去心理压力，进而产生情绪波动。可问题在于，情绪波动大到了要逃避的程度，接下来会发生什么呢？答案就是下一次的更加不适应，更大的情绪波动，进一步逃避……形成一个彻底的恶性循环，这也就是社交恐惧的来源。

所以，面对社交和应酬中的变数，既然无法逃避，就没有必要把自己弄得那么紧张？只要用一颗平常的心轻松对待周围事物，时刻保持端庄和沉稳的态度，懂得用肢体语言和眼神来与周围人交流，明白如何管控心情，将良好的情绪展现出来，你就可以不卑不亢地从容应对社交场上的一切，能够在所有人面前树立自己完美的个人形象。

沐沐长相十分标致，可是却每天耷拉一张脸，别人很少能够看见她的笑模样。久而久之，周边的人给沐沐偷偷起了个绰号，叫作"苦大仇深派"。她成天唉声叹气，眉头总是皱成一团，整个一副哀怨女的模样。每每别人与沐沐接触，都会被她的"烂"心情所传染，感觉跟她在一起十分压抑。所以，认识沐沐的人都躲得远远地，不认识她的人看到她垂头丧气的样子立马望而生畏。最严重的一次，公司预计在"十一"长假组织员工外出旅游，同事们一听沐沐也报名参加，大家纷纷找借口躲了出去，那次旅游自然泡汤了。

在生活中，沐沐这种人就是典型的"黑洞女"，她的存在就仿佛黑洞一般，将周围人士的好心情统统吞噬掉，所以很少有人愿意与之交往。

与沐沐相比，烁烁恰恰相反。因为从小患上小儿麻痹症，他的左腿很跛，走路一瘸一拐的样子。按照常理，烁烁的心情一定不会很好，甚至有些自卑，可是他却不是这样的。

尽管烁烁腿脚不好，他依然积极地在运动会场上为参赛队员递水擦汗。除此以外，他还会热情地跟每一位见面的人打招呼，街坊邻居没有一个不认识他的，同事上司也没有一个不喜欢他的。倘若同事聚会或是亲朋好友相聚，如果没有烁烁在场，整个场合就会显得黯然失色。于是，烁烁渐渐地成为各种聚餐和舞会的组织者和发起人，他会想出许多妙点子来让所有参加的人尽兴。无论工作还是生活中，烁烁总是笑呵呵的，他的脸上从来没有阴霾，看到他的人也会感觉人生充满阳光和快乐。

我们看沐沐和烁烁的经历，他们两个人之间为什么会存在如此之大的反差呢？那就是因为情绪！好情绪具有强大的吸引力和推进力，它会让生活变得更加饱满，人际关系更加融洽。正如美国作家杜利奥所说："没有什么比失去热忱更使人觉得垂垂老矣，精神状态不佳，一切都将处于不佳状态。"

情绪在社交和人际关系中占有举足轻重的地位，乐观、热忱是我们对生活和朋友该有的态度，它的存在能够让一切负面情绪散去。另外，正面情绪也会让生活增添许多乐趣，让你完美地散发个人魅力，令自己的朋友圈和交际网无限扩大。

情绪便利贴

社交对任何一个人来说都很重要，如果你不想让周围的人对你敬而远之，落得形影相吊、顾影自怜的份儿，就要充分调动积极情绪来面对周围人士，让自己游刃有余地与人交往、相处。

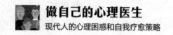
社交恐惧症：走向人群，克服恐惧情绪

心理学家对于社交恐惧症的定义是：对暴露在陌生人面前或可能被别人注视的一个或多个社交场合产生持续、显著的畏惧，并严重地影响患者的日常生活。需要时刻进行社交的职业人士可以根据社交恐惧症的定义来反省一下自己是否存在此类症状？

社交是职场人士不可避免的工作之一，如果看到陌生人或者与他人交谈就会感到紧张、手足无措、心跳加速、惶恐不安，你就很可能患有"社交恐惧症"，为此不但不能从容应对人际交往中的"变数"，而且还会缩短自己的职业寿命。

《泰坦尼克》影片上映后，不仅赚足了观众们的眼泪，男主角莱昂纳多也越来越多地进入了公众的视线，成为炙手可热的著名影星。

回首坎坷成名路，莱昂纳多回忆道："曾经的我十分恐惧与陌生人打交道，其中包括导演。大家可以想象一下，作为一名演员，害怕和导演打交道会是什么后果？"说到这里，莱昂纳多不禁苦笑了一声。

"周围的朋友都在批评我，甚至认为我天生不是吃演员这碗饭的人。就在我最痛苦、最迷茫的时候，恩人从天而降，那就是我曾经的老师。在老师的帮助下，我仔细分析了现状和令自己困惑的原因。现状告诉我必须与陌生人接触，与导演合作。而困惑则告诉我，如果不改变自我，我将一事无成。听取老师的建议，我开始有意识地接触其他人。开始时很困难，我不知道自己该说什么，该做什么。随着时间的推移和一些心理暗示，我成功了，我再也不会惧怕交际，看来恐惧的魔爪并没有抓住我。"莱昂纳多认真地说。

就如同影星莱昂纳多所说，人际交往中的负面心理会阻碍交往的进行。只有学会调节，突破自己，才能让自己融入大环境中，而不是因为一只"孤鹜"。

很多具有社交恐惧症的人的典型行为特征就是胆小、自卑、缺乏信心，他们深深陷入恐惧情绪中不能自拔，害怕与他人接触，生怕自己会做错事、说错话将事情搞砸。

每个人都是优点与缺点并存的，职场人士免不了会身存短处，如果揪住自己的缺点不放就会认为自己一无是处，失去与他人交往的信心；相反，每个人都有自己的优势和闪光点，适时发现自己的长处并以积极的心态认知自己，做到相信自我、肯定自我，就会在无形中增强信心，战胜恐惧。

邢楚楚又一次收到了顾客送来的表扬信和锦旗，她的名字已经成为公司里的一面金字招牌。身为一名销售人员，邢楚楚每天要面对上百名顾客，不管遇到任何类型的客户，她都会耐心地为对方提供帮助。

"要知道，刚入职那会，我都害怕与别人说话。"回想到这，邢楚楚不好意思地笑了。

几年前，邢楚楚来到卖场成为某服装专柜的一名销售人员。那时的她在内心深处非常恐惧和陌生人打交道，总发怵有想退缩的感觉。有一次，她接待了一名挑剔的顾客，顾客咄咄逼人的提问让邢楚楚暗自叫苦，小心脏"怦怦"地剧烈跳动，她不敢直视顾客的眼睛，手心一个劲地出汗。邢楚楚的举动令顾客十分不满，直接找到百货大楼的经理去投诉这名"不热情"的销售员。

经理找到了邢楚楚了解情况，得知她严重的恐惧情绪后，对她说："没有人能够代替你，这是你必须做的事情。"

从那以后，为了完成自己的工作，邢楚楚决定放手一搏。开始接待顾客时，她还是有些紧张和害怕，但是她会暗自给自己打气，对自己说："没有什么可怕的，我能完成。"经过几次暗示后，她觉得自己对陌生环境和陌生人的恐惧心理有所缓解，于是她决定继续进行自我调节。在和顾客交谈前，邢楚楚都偷偷将手在背后握成拳头，在心里说："加油!"她发现这是个不错的自我调节方法并且屡试不爽。慢慢地，邢楚楚发现与陌生人打交道并不是件难事，也没有那么可怕，于是她逐渐走出了"恐惧症"，成为一名能够轻松应对各种社交场合的职业女性。

和刚入职时的邢楚楚一样，社交恐惧症就是内心深处对社交场合的一种恐惧情绪，但是这些恐惧情绪是可以通过自我调节消除掉的。比如：做一些克服羞怯的运动：将两脚平稳地站立，然后轻轻地把脚跟提起，坚持几秒钟后放下，每次反复做三十下，每天这样做两三次，可以消除心神不定的感觉；如果因为害羞而感到呼吸急促，强迫自己做几次有节奏的深呼吸或者在背后紧握拳头，深吸一口气在心底对自己说："我能行，没问题。"采用上述几种方法都是通过自我疗法来起到缓解恐惧的作用。

情绪便利贴

社交恐惧症无疑给很多人的人生设置了障碍，只有搬掉这块"绊脚石"，人生前途才能无限光明。所以，我们要做的不是逃避，而是积极面对，通过一系列有效的方式来消除恐惧情绪，游刃有余地开拓人生。

社交法则：构建良好人际关系的方法

人生是一门合作的艺术，成功的人不仅要打磨出一个越来越优秀的自己，还要注意构建良好的人际关系。在这方面，我们可以参考一些成功人士的经验，看看他们是怎样构建良好人际关系的。

第一，保持友好的灵活性。当你在工作中与他人发生口舌或冲突时，更多的可能是自我情绪在作祟，而不是产生摩擦的问题本身。应当学会在意见不一致时采取灵活变通的方法，而不是劳心伤神的争斗，这是极为关键的。实现共同目标的方法多种多样，一条路不通，那就换一种方式去尝试。要"把目标建立在混凝土上，而把计划建立在沙子上"，这一原则能够帮助你更友好地和人相处。

第二，展现积极的身体语言。假如你的体态轻松自然，浑身充满自信，领导、同事和你在一起也会被你的轻松所感染；如果你举手投足紧张不安，他们自然会有同样的反应。因此，走路、讲话的方式的重要性丝毫不逊于谈话内容本身。要有培养自己在公共场合展现良好姿态的意识。当你传达积极的身体信号，人们会对你产生更多认同感。

第三，保持令人愉悦的声音。在他人表达反感的信号之前，谁也不会认为自己讲话的声音过大，其实人们对过大的声音很容易厌烦。如果你希望人们能和颜悦色听你的表达，你就要让自己的声音具有"微笑"的魔力。

第四，委婉地传达信念。每个人的信念都是独特的，这可以帮助你吸引一部分志趣相投的人，但不能吸引所有人。虽然所有人都希望在生活中展现我们的信念，并且向他人分享信念给我们带来的改变，但要恰当地表

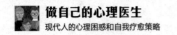
达。要想影响他人，就要细心地对待他们，尊重他们，这样他们才会给你展现自我的机会。

第五，侧耳倾听。善于处理人际关系的人都是倾听大师。要想成功，首先就要真诚地聆听人们讲话，真诚地表达对他人讲话内容的兴趣。中世纪流传一句谚语："人们不关心你知道多少，直到他们知道你关心他们多少。"认真看着对方的眼睛，倾听他人的心声更能表达你的真诚。

第六，有准备便没有意外。有时候，人们害怕约见客户，是因为对将要发生的一切毫无准备。大多数人都曾有不敢接触陌生人的经历，他们最怕的其实不是对方，而是在对方面前无所适从的自己。如果你因为没有准备而忐忑不安，你就很难与对方进行良好的沟通。准备是避免意外情况的明智之举。

第七，真实可信。人们在袒露内心之前，需要先从他人身上获取一种安全感，感觉可以相信对方，相信对方将诚实地对待自己。想要让自己可靠、值得信赖，就必须做到诚实、以诚待人，真诚地关心他人的境遇。真诚会为你赢得良好的人际关系，你为诚实所付出的努力，他人一定看得到。

第八，搭建"桥梁"。善于构建良好人际关系的人特别注意搭建与人沟通的桥梁，即使这么做短时间内无法取得什么收获。为了让自己的事业之路更加顺畅，不要轻易给自己树敌。当然，这一原则的背后有着伦理和道德上的深层含义。学会为自己搭建桥梁吧，它会给你带来丰厚的回报。无论何时，你都需要向他人敞开沟通桥梁。

第九，不要忘了你的同情心。要理解和体会他人的想法，把自己置于对方的角度去考虑事情，在更大层面上获得共鸣。同情还包括学会用别人惯用的语言系统讲话。想要进入他人的内心世界，了解他人的思维模式，你就要跨越障碍，用对方能理解的话语与他们沟通。时刻记住：看法可以有不同，但是平等爱人的心是一样的。

第十，站稳立场。关心他人是受人欢迎的举动，但不能让他人的观点和意见控制你的生活。不仅要坚持做好自己，而且对那些在生活中缺乏积极态度的亲友，必要时可以帮助他们指正。一个有立场的人比毫无主见的"变色龙"更加受人欢迎。

第十一，缓解冲突。虽然每个人都希望自己与他人的沟通和谐而顺利，然而事实是，人与人之间的冲突是生活中不可避免的一部分。没有人能教你躲避所有的冲突，但是你可以采用一些简单的技巧来化解可能引爆的"炸弹"，越快越好。对人与人之间的龃龉置之不理，很容易葬送你的人际关系。不要因为不愿在人际关系上花费时间，而给自己造成更大的问题。

第十二，专注在解决问题上，而不是针对某人。既然人际交往中不可避免地出现了问题，你最需要做的就是解决问题，而不是你们二人之间的口舌战争。每个人都有与生俱来的自尊心，每个人都希望自己的话得到他人认同，这是人们的正常期待。但你要先问自己："我是为了解决问题，还是为了赢？"

第十三，适时地示弱。示弱的方式有许多，比如你可以采用"你能帮我吗"的方式，不仅引起了听者的兴趣，还能把对方引入解决问题的思维中。这种做法能让对方真切地感到自身的价值有所提升。

当然，需要纠正大家的一个误区是：大多数人并非故意想要侮辱或伤害他人。只是由于成长的背景和习惯迥异，我们的一些话语或面部表情，会被另一部分人误认为是有敌对情绪的。因此，最好先假设对方是没有恶意的，这样能让波动的情绪迅速平息下来。

情绪便利贴

良好的人际关系是一个社会人高情商的体现。人际关系对每个人的工作、生活、心态都有很大影响，遵守构建良好人际关系的法则，可以帮助你跟他人相处得更加融洽。

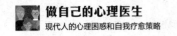

影响力法则：在人际关系中传递影响力

高情商者的显著表现之一就是能娴熟地运用交际能力，在人际关系当中传递影响力。高情商者可以在人群当中游刃有余地影响着自己的领导、同事、下属、客户以及其他与自己有所交集的人，在影响力的扩散当中成就自己。

人际关系中的影响力是一个人多重素质的体现，包括倾听与沟通的能力、解决冲突的能力、建立合作与协调的能力、说服别人和展示自己的能力等。

人际关系是离不开情感基础的，如人与人之间亲近与疏远的表现形式，以及合作与竞争、友好或敌对，都在说明人与人之间关系好坏的程度。无论是个体之间还是群体之间，产生的好感与厌恶都反映了个体或群体的社会需要是否得到满足的情感体验。大体说，相互尊重和认同、情感共鸣、行为近似是人际关系和睦的前提。

在人际关系中负责情绪传递的一方通常是表情丰富的人。即在人际关系的交流互动上，情感的主导地位属于较善于表达或较有权力的人。通常是占据主导地位的一方说出更多的话语，另一方则跟随的主导方行事。

好的情绪管理者有一种说法："情绪是可以互相感染的，愤怒也是可以掌控的。当面对一个面部因愤怒而扭曲的人时，最有效的应对方式是转移他的注意力，对他表现出无比的同情心和同理心，进而引导他的情绪向快乐转移。"

当你希望他人对你言听计从时，最好的办法是让他相信这件事是他自己愿意做的，赞美便能够达到这个神奇的效果。人类具有一个共同的对精神满足的需求——被了解、肯定和赏识。

在人际交往当中，赞美和认可总是有调节双方情绪的神奇功效。当对方自卑时，用他的优点给其鼓励；当别人犯了过错，用认可使其恢复自信和自尊，让两个人的心更为贴近；当别人对自己产生抵触情绪，尝试用肯定和认同树立双方的共同立场，减少对立的范围。

赞美，是影响力传播的重要途径，传递的是情感和思想，表达的是善意和热情，化解的是有意无意间形成的隔阂与摩擦。职场人士对他人的赞美，是学习他人优点和长处的过程，是在思想的碰撞中和谐沟通的过程，也是心胸与气度修炼的过程。职场人士不妨大方给予他人赞美，把赞美的话语公开化，只有发自内心的赞赏，才能感染别人的情绪。

赞美是以真诚为基础，通常是对别人付出表示敬佩或谢意。赞美的力量不可小觑，当你养成主动真诚地赞美别人优点的习惯，你将很快发现他人身上有许多值得学习的地方。只要自己善于挖掘他人的亮点，不仅能够获益，还能有效地改善人际关系，相处起来自然和谐融洽。

在人际关系中传递影响力的另一个表现是说服。在说服对方之前，先要清楚自己想要什么，同时了解他人欲求，平衡好自己和他人的需要。如果你想要说服他人，切忌过度显示个人的情绪。尤其在工作状态下，发怒、激动，过于高兴和伤感，都会削弱一个人的魅力和影响力。心平气和的沟通让人体会到被接受的感觉。如果你能够深入了解对方的内心世界，加以观察和体会，细心揣摩，并采取适当的行动来满足对方的需要，你就很容易建立双方之间的信任感，从而令沟通更加富有效率。

我们要知道，人在某些时候，需要忠于自己的内心：当事业陷于滑坡或是阴影状态，不妨预先把可能发生的最糟糕的结果委婉告诉合作者，以后即使失败也不会立即让你丧失信任；当你不小心惹怒了他人，不妨略微超出应有限度地道歉，不仅让对方充分感觉到你的诚意，而且有可能建立更深厚的感情连接；当因为公务不得不说出令人不快的话语，可以事先告诉对方这

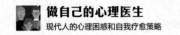

一点，减少对方的反感情绪，相信对方也能够体会到你良苦用心。

西方圣哲有一句谚语：上升之物必会降落，输出的必定会回归。当你对别人有所付出，自己也会有相等的收获。如果你想获得快乐，就把快乐分享给别人；如果你需要被爱，就要用心爱别人；如果你希望获得关注和欣赏，就要把关注和欣赏奉献给别人；如果你希望富有，先为他人的富有做一些贡献。这一切体现的，都是对他人的关切。关切如同沟通人与人之间的桥梁一样，必须是诚挚的。泛泛而言，一个人如果希望获得他人的关注，就要拿对方感兴趣的事当话题，让对方感觉到自己是受到重视的。

除了上述之外，幽默对自我情绪的控制和调整，以及提高团队情商水准都有着极大的帮助作用。幽默通常跟心胸豁达密不可分，幽默的人内心充满生活情趣，生活状态也相对轻松，往往用开朗之心去应付复杂的人生，具有很强的个人魅力。

微笑是人类共同的友好的标志。笑能够协调人与人之间的关系，创造欢快的气氛。赞美别人时，微笑会使你的语言更具正能量；恳求别人时，微笑会使对方心甘情愿；接受别人的帮助时，微笑会传达真心的谢意；当你无意中伤害了对方时，微笑会替你减轻对方的痛苦。微笑，在人际交往中，对于传递具有影响力的情绪具有不容忽视的作用。

情绪便利贴

　　我们都希望在人群中传递自己的影响力，你也许不会富可敌国，但个人魅力却能够成为你影响力的最佳体现。无论从事什么职业，良好的人际关系和正确的处世技巧，都将有助于事业的进步。

自我价值：成功者必须先让激情点亮自己

我们见过不少这样的人，他们没有任何激情可言，总是处于一种情绪低落的状态，对于任何事都提不起兴趣来。

例如在工作上，这些人虽然身在工作岗位，但工作对于他们而言度日如年。如此数日子的生活，潜移默化中给他造成了极大损失——比金钱更宝贵的时间慢慢消耗殆尽，而他们没有从逝去的时间中获得任何益处。

这些人耽误了提升自己的绝妙良机，直到有一天被岗位辞退，也失去了重整旗鼓的能力，最终一事无成。因此，对于人生而言，我们需做的就是告别这种情绪低迷的状态，尽量提升自己的价值，这样即使我们在一个全新的地方生活，也能很快重新获得自己的价值。

凯斯是一名年轻有为的管理者，他有一个信条就是"有价值才有影响力"，而找寻价值的关键在于提升自己，更直接的说法就是要积极、要学习。只有时刻亢奋，对生活饱含热情，努力学习，才会提升自身的价值。

日本"经营之圣"稻盛和夫说："只有专注于某个领域，并且究其极致，才能有可能触及真理、理解万物。"基于此，我们重新燃起求知的欲望，要在专业领域积极发挥主动性，通过自己的思考和实践、学习与反思，让自己成为一个有实力的人。在工作中，我们更要有意识地培养自己的专业能力，并把成功的经验内化为习惯。

当具备了一定的价值之后，就可以强化自己的成就动机，也就是一个人所具有的试图追求并达到目标的内心驱动力。成功愿望强烈的人对目标的实现更为积极，善于控制自己尽量不受外界环境影响，由于勤奋又有干劲，因此他们的业绩通常十分优异。不仅对正在从事的工作充满进取心，

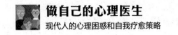
还愿意孜孜不倦地钻研。

具有强烈成就动机的人，他们时刻处于情绪亢奋的状态，不畏惧，甚至热衷于面对挑战，他们喜欢为自己设立目标。他们不会以侥幸心理对待事情的结果，而是通过认真的分析来推测进展；他们愿意承担自己的工作责任，并希望得到明确而又迅速的反馈。

如人们所预料的，这类人通常是所谓的"工作狂"，能够长时间地沉浸在工作的乐趣里，并从工作中体会到很大的满足感，即使失败也不会过于沮丧，而是积极投入下一次挑战中。

当然，提升自身价值并不意味着忽略他人，反而更有利于与人相处。具有强烈成就动机者拥有准确洞察他人需求、尊重不同意见的能力，尤其善于以一种关怀和尊重的态度去聆听与自己迥异的意见。能够站在他人立场思考问题，更多地看到他人的优点和长处。他们也具有成熟的情商，具备良好的情绪调节能力和恢复能力，在困境中保持情绪稳定，从情绪波动中抽身而出做出理智决策。

所以我们说，"成功者必须先点亮自己"，那么"点亮"自己的方法是什么呢？

首先，我们要学会认识自己，学会自我剖析。

评估自己从事本职工作的优势和特点，并分析怎样的状态才能充分发挥自身的优势，规避或者改进劣势。自我认识及评估并非一劳永逸，而是经常更新的过程。如果你担心"当局者迷"，可以通过参加网络的职业测评，或者经常与朋友、家人等沟通来完成。

其次，我们要珍惜时间，做时间的主人。

对于人生而言，时间管理是门很大的学问。大体上来讲，要利用每分每秒实现自我增值。完善、合理的时间安排也尤为重要。

然后，我们要在犯错中学习，多做多问。

主动去承担责任，并且不断充实自己，这有利于加速一个人的发展。

很多人会存在这样一个误区：认为自我增值就是多参加培训，考取一个个证书。事实是，一些人拿了不少证书，却发现自己并没有更"值钱"。

最后，我们不要跟别人比较，而做自己的竞争者。

新的一天开始前，我们设定目标，在即将结束一天时评估自己有没有达到预先设定的目标，看自己今天是否比昨天更进步，明天会不会比今天有长进。

情绪便利贴

有价值才有影响力。只有从每一件小事中提升自己，才能使自身价值慢慢地提高。持久地发展自己，离成功就不远了！

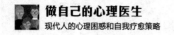

正面语言：让你拥抱积极心情的说话方式

在对于社交的研究当中，我们决不能忽视语言对于情绪的表达，因为语言是我们传递给对方最直接的信息，而语言信息中包含的情绪要素则往往会成为我们社交成败的关键。了解到这一点之后，我们就了解正面语言对于社交的重要性了。

每一天，我们都要使用语言和他人交流。从单纯的语言层面上看，它能够显露出一个人的心态和思想的内涵。除此以外，通过语言还能够改善自己以及别人的心态和思想，最终改变整个行为和结局。中国有句俗语，叫作"良言一句三冬暖，恶语伤人六月寒"，说得正是这个道理。不管是日常生活还是正常工作，我们都可以用语言来操纵和改善自己和他人的心情以及心理状态。

英国歌星布兰妮被歌迷称之为"小甜甜"，其甜美的嗓音与外形赢得了大批歌迷的喜爱。但是，随着小甜甜结婚、生子，随后离婚、酗酒等负面新闻不断，布兰妮陷入了人生低谷期。

很多媒体报道称"昔日的小甜甜已经消失不见，如今的布兰妮只不过是一个抱着孩子、衣着邋遢、浑身充满赘肉的妇人。"

"那段时间我的压力大极了，我甚至认为天空中没有了太阳。"布兰妮回忆道，"当我彻彻底底打算离开演艺圈这个是非之地时，一句话改变了我的想法。"

一次小型的演唱会上，布兰妮演出之后遇到了一位举止优雅、气质出众的女性，这位女性跑到后台对布莱尼进行了热烈的赞美："你的歌声美极了，它就如同天籁之音一般，让我十分陶醉。毫无疑问，你是一名伟大的歌手。"就是这位女性赞美的话将布莱尼彻彻底底改变了："这句简简单单的话语让我认识到自己的重要，感谢那位女性，感谢赞美！"

在我们的意识中，情感、思想、感受、情绪都可以用语言表达出来，尽管科学家至今没有研究出语言的编码与形成，但是人们确实能够按照特定的环境和流程出口成章或者妙笔生花。生理学家通过大量的研究发现，大脑和语言之间是有规律可循的，那就是大脑如果接受负面语言，个体就会产生消极心理。相反，如果我们能够使用正面语言来交流沟通，心情一般都会如晴天般大好。

查尔顿是某广告公司的设计师，在员工摸底调查中，同事们都将矛头指向了他，认为查尔顿是"最不受欢迎的同事"。为何查尔顿的形象在大家心中如此恶劣？就连他自己也说不清楚。

为了挽回被动局面，查尔顿诚恳地向同事们请教。同事没有正面回答他的问题，而是给查尔顿举了几个例子。

公司刚刚颁布一条新的规章制度，查尔顿表现出不屑的神情说："多么讨厌的规定。"

某同事喜获千金，查尔顿翻着白眼说："不就是生个丫头吗，有什么了不起。"

团队经过不懈努力制定出一套自认为完美的方案，查尔顿嫉妒地说："这个我也行，很简单嘛。"

还有大家自由讨论的时候，查尔顿喜欢噘着嘴，双臂交叉一副反对的姿态。

这样的例子数不胜数，为了扭转自己在大家心目中的印象，查尔顿为自己制定了一个简单的语言调整计划。团队内谈论新项目的会议上，他不会双臂交叉，而是努力让自己呈现放松、自然的表情；和同事交流的时候，查尔顿不再使用嘲讽和尖刻的话语，而是用简洁、诚恳的语言进行回复。查尔顿努力地改变着自己的一言一行，没多久，同事们喜欢围在他的

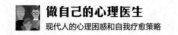

身边，"嗨，查尔顿，下班后咱们去喝一杯""查尔顿，周末烧烤，你一定要来""查尔顿，多亏了你，不然项目就泡汤了"

如今的查尔顿已经跻身于公司最具有影响力人物的行列，他通过语言的改变重新获得了同事的信任与友爱，同时还有自己的好心情。

所有的理由都让我们选择要和改变之后的查尔顿一样，成为一个积极乐观的人，让自己的生活充满更多快乐。简而言之，正面的语言就如同太阳，它能够照亮我们前行的道路，拨开负面情绪的阴霾。因为，聪明的乐观人士通过使用积极语言来让自己获得利益最大化，成为人生的赢家。

作家阿黛尔·法伯和伊莱恩·玛兹丽施说过："要接受自己的感觉，接受自己枯萎消沉的负面情绪，并且随时调整，才能更好地爱护家人和自己。"针对某些人陷入负面语言的怪圈，要努力去改善，学习用正面语言来表达负面情绪，例如用"一旦，就"来代替"如果，不"。一个积极乐观的人应当正面思考，用"我行""我能""我会"来为自己累积积极力量，这样你将会比悲观消极的自己做事更加富有成效。

正面语言本身对自己和周围人士也能产生正面影响，它能够增强亲和力、凝聚力，提高生活和工作效率，当你对这种巨大影响力的来源有所了解之后，不仅能够帮助自己获得积极心情，还能提升自身素质，为个人增添无限魅力。

情绪便利贴

在积极乐观思想的强大威力之下，正面语言就会自然产生。在自己与他人的交流和沟通过程中，向上的态度就会抵消所有消极影响，这样做不但对自己有好处，也能令对方感受到好心情。

心理引导：牵着他人的心理状况，造就温馨的社交环境

科学家认为，然界中的一切物体，只要温度在绝对温度零度以上，都以电磁波的形式时刻不停地向外传送热量，这种传送能量的方式称为辐射，人体自然也不例外。实际上除了科学辐射之外，人体还存在一个"情绪辐射"。

当你带着或高兴或悲伤的情绪去接触其他人的时候，他人就会受到你的情绪的感染，或多或少影响着自己的心情。同样如此，我们可以利用"情绪辐射"原理去引导他人情绪，从而造就温馨环境。

梓轩所在的公司受经济危机的影响，公司上下面临大规模的裁员。为此，员工们惴惴不安，生怕自己成为"牺牲者"，大家无心工作。

看到这种情况，梓轩使出了"开心果"的绝招，不仅每天面带笑容，而且时不时地为大家讲小笑话解闷。

"梓轩，我实在是笑不起来。"同事小家垂头丧气地说。

"是啊，我这上有老，下有小，如果被裁员该怎么养活这大大小小的一家子啊。"同部门的王哥说道。

"我看大家没必要这么悲观，既然我们在这里上班，那就要在工作时间发挥出自己的最大效力。再说了，'倒霉鬼'也不见得就是我们嘛。"梓轩向大家做出个鬼脸。

看到梓轩可爱的样子，同事们不禁笑了。受到梓轩的感染，办公室的每一个人都在认真工作，他们在想"哪怕明天就被裁员，也要向梓轩学习，站好最后一班岗"。

董事长路过梓轩所在的办公室，感到十分吃惊。此时公司各部门已经

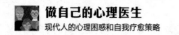

是沸沸扬扬，很多人都无心工作，只有这个部门安安静静，大家都在自己的岗位上兢兢业业地忙碌着，董事长的眼睛湿润了。

裁员最终名单出来了，梓轩以及部门同事的名字竟然都没有出现在长长的名单之中，大家兴奋极了。高兴之余，同事们诚恳地对梓轩说："感谢你梓轩，你不仅是大家的'开心果'，而且还教会了我们如何做人。"

听到同事们感谢的话语，一向开朗大方的梓轩羞得满脸通红，不知道说什么好了。

丹尼高曼以《情绪智商》一书而成名，在书中他指出："情绪是指个体对本身需要和客观事物之间关系的短暂而强烈的反应。它是一种主观的感受、生理的反应、认知的互动，并表达出一些特定行为。"梓轩用实际行动来改善同事们的情绪，营造出温馨氛围，他的用心良苦既提高了自己，也成就了大家。

每一个人都希望处在一个良好、友善的环境之中，但是你知道吗，你自己的情绪恰恰决定了其他人的情绪状态。如果你付出一个微笑，收获的则是更多人的微笑。反之，如果你将负面情绪辐射出去，反馈回来的效果自然好不到哪去。假设你在办公间内愁眉苦脸、唉声叹气，那么与你共事的人都会被这种坏情绪所传染，大家的心情变得相当糟糕。倘若你乐观开朗、积极上进，其他人就会感到阳光沐浴般的晴朗，心情自然好到极致。

小憩刚刚跳槽，在上班的路上她的内心有些忐忑，不停地想："办公室的同事好相处吗？"到了办公间，她微笑着向每一位同事打招呼，同事们也都热情地回应，这下子小憩的心里才有些踏实。

在随后的相处中，小憩发现和同事们很聊得来，每每休息的时候，大家就一同聚餐、逛街甚至聊八卦，这让小憩开心极了，她觉得办公氛围非常轻松和谐，不由得开始期盼每天的上班时间。

20世纪70年代，心理学家亚历山大提出了"情境同一性原理"，也就是说人在喝下午茶的时候和朋友谈笑风生，在公司会议上则专注于听或者演讲；而谈笑风生是因为身处于喝下午茶的情境中，专注演讲时因为身处于会议情境中。聪明的小憩给同事们树立了良好的第一印象，这为日后的交往奠定了坚实的基础。

心理学家认为，"人与人之间感情的认同和共鸣，是在交往过程中，通过当时特有的情境刺激所形成的互通和互相感染的结果。因此，我们可以通过营造合适的情境来促进彼此情感共鸣的产生。"人所处的环境，包括地点、气氛等一系列环境因素都在不知不觉中影响着人的情绪，倘若在人际交往中选择一个舒适的、气氛融洽的环境，能使人的情绪处于良好状态，从而更加容易进入交往状态，而这就需要个体有意识地去引导他人的情绪。

人的情绪都是具有波动性的，情绪好能促进人际关系，情绪不好则对社交可能产生负面影响。因此，要学会体味对方情绪，这样才能体谅对方，才能做到心中有数，做出恰如其分的反应。在此之后，我们要利用相似原理，努力地去发现彼此相似之处，令对方更容易认可自己，努力将双方情绪特征引导至统一，进而成功创造温馨的环境。

情绪便利贴

与人交往，如果双方能够处于情感共鸣状态，那么交往常常能在很大程度上促进彼此关系的发展。所以，我们要有意识地去引导对方情绪，力争做到双方情绪相匹配，从而造就和谐交往氛围。

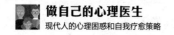

社会角色：人生如戏，做好自己的分内事

每个人的人生都像是一场戏，在生命的道路上不断上演跌宕起伏的剧目。生活中，我们都要寻求发展的机会，然而又该如何自我定位？

中国有句古话，叫作"人贵有自知之明"，说的是只有看清自己长处和短处的人，才能有的放矢地解决问题，让生活和工作轻松。无有独偶，阿波罗神殿大门上有一句富有哲理的话，那就是："要认识你自己。"认识自己，是做人做事的基本原则，它能够帮助个体做好自我定位。另外，它也如同奠基石，对成功起到举足轻重的作用。

26岁的丽莎已经是3个孩子的母亲，随着孩子一个接一个地呱呱坠地，丽莎那纤细的手指也开始变得粗糙。

儿时的丽莎就有一个美丽的人生规划——做一名钢琴教师，当手指在黑白琴键间轻快飞舞时，丽莎就会忘记自己是谁，身处何方，周身充满着轻松和欢愉。

丽莎这种快乐的体验终结在20岁那年。那年，20岁的丽莎与一个黑人小伙子疯狂相爱，并且迅速结为夫妻。随着大女儿的降临，年纪轻轻的丽莎感到一阵阵慌乱和手足无措。之后，老二、老三相继来到这个世界上，26岁的丽莎彻彻底底告别了心爱的钢琴，过着洗尿布、带孩子的主妇生活。

孩子并没有为丽莎带来做母亲的快感，她一度陷入迷茫中，开始厌恶孩子、讨厌生活，并多次轻生自杀。丽莎的老公看到这种状况，急忙将丽莎带到医院诊治。心理医生对丽莎说："了解你的生活之后，我知道你的心中依然存有钢琴情结。既然如此，你为何不让自己的人生更加有意义？"

按照医生的话语，丽莎将老大、老二送进了幼儿园，并且为最小的孩子找了一位保姆。她每天勤奋地练习弹琴，终于有一天，一位妇人聘请丽莎做私人钢琴教师。从此以后，丽莎仿佛变了一个模样，白天她为学生教授钢琴，傍晚则陪伴三个孩子尽情玩耍。

老公对丽莎的改变既惊喜又欣慰，丽莎深情地拥抱着老公和孩子说："感谢上天，我又找回了生活的意义。"

古希腊人认为"认识自己"是人生中最大的智慧，只有清楚地知晓自己的优势与劣势，才能够查漏补缺，尽快提升、完善自我，将自己的角色演出"彩儿"。

在哈佛商学院的讲堂上，有这样一个经久不衰的案例：

英国有一个年轻小伙子从事推销员工作，工作时间越久，他就越感觉到迷茫。小伙子心里想："这份工作实在是毫无意义，整日奔波在客户之间，我的生活也没有任何意义。"这个困扰一直在他的内心纠结。

一名年长的推销员看到了小伙子愁眉苦脸的样子，了解具体事项后，笑着说道："你真的认为自己的人生没有意义吗？那你有没有进行过思考，对未来人生有一个整体规划？"

"思考？规划？怎么可能。我只不过是一个小小的推销员，能有什么大的出息。"小伙子头也不抬地回答。

"我建议你从现在角度看问题，然后给自己制定出一个合理的目标去实现。到时候你就会发现，你的生活彻底被改变了。"

小伙子将信将疑地照做了，过了一段时间后，他被提升为业务主管。他兴奋极了，于是开始认真地考虑自己所处的位置，积极规划未来的人生。最终，他成功了，这个小伙子最终成长为"世界上最伟大的推销员"——路易斯·杰克森。

著名的管理学家彼得·德鲁克指出："因为信息时代取代工业时代、世界无边的竞争、放权自由的管理模式，未来的历史学家会说，这个世纪

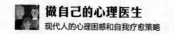
最重要的事情不是技术或网络的革新，而是人类生存状况的重大改变。在这个世纪里，人将拥有更多的选择，他们必须积极地管理自己。"也就是说，如果我们想取得成功，就要认清自己，管理好自己，最终找准自己的位置，演好自己的角色。

做好自己的社会角色，需要有正确的人生态度和良好的情商作为基础。态度是行动的前提，情商则是指导。如果一个人没有正确的态度，他就不可能体现出独特的个人魅力；如果一个人不注重情商的提高，他很可能陷入负面情绪的误区，从而绊住了前进的手脚。倘若这两者兼而有之，那么就可以对自己负责，认真地把握自己的命运，积极尝试，邂逅机遇；之后积极地推销自己，勇敢面对挫折与失败，用"海纳百川"的态度和勇往直前的精神去创造、去争取，在人生的舞台上闪闪发光。

情绪便利贴

做好自己的社会角色需要有追寻理想、发现兴趣、有效执行、努力学习、人际交流和合作沟通等行为，而这一切都要以较高的情商作为基础。一个有理想、有抱负的人必定能够摆脱负面情绪的干扰，从积极情绪中汲取力量，真正实现自我的价值。

社交心理调节：使用"具体"代替"概括"

虽然我们一再强调情绪对于情商乃至于社交的重要性，但是，如何才能掌控住即将要滑向低谷的情绪呢？在这里，我们推荐给读者一个方法。

"你应该开心""我要快乐"，尽管这些话语能够给人以慰藉作用，却起不到实质性的作用。这是为什么呢？我们都知道，想要拥有"开心""快乐"的好情绪不是一言两语就能够做到的，它需要较为"具体化"的实施过程。

阿明是一名大三的学生，由于家中出现了一些变故，他整天闷闷不乐，也不愿意和同学交流。眼看着就要到考试周了，身边的同学都在认真地上自习、跑图书馆，只有阿明窝在宿舍里一言不发。

舍友小强见状，对阿明说："再这样下去，你的成绩肯定会受到影响。咱们马上就要毕业了，考试挂科很可能会延长毕业时间。"

听完舍友的话，阿明这个七尺男儿竟然流下了眼泪，他说："其实我也很着急，可是一捧起书，脑子就会出现很多乱七八糟的事情，根本没有心情继续学下去。"

小强听罢摇了摇头，认真地说："你一定要让自己高兴起来。"

"让自己高兴起来？"阿明对着镜子，努力地做出微笑的表情，可是他的内心却一点也不快乐。

辅导员得知阿明的情况后，将其叫到办公室，推心置腹地与他交谈起来。针对阿明的情况，辅导员为他制订了详细地"快乐方案"：

第一，每天锻炼四十分钟；

第二，多与同学交流；

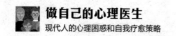
第三，听一些舒缓的轻音乐；

......

为了转换心态和情绪，阿明按照老师的要求认真去做，一周之后他发现自己不再那么苦恼了，也能够安下心来投入到紧张的学习中去。

在期末考试中，阿明发挥出了自己真实的水平，综合测评分数在专业内名列前茅。

众所周知，情商是情绪智慧的综合名称。因为阿明的心情受到了外界干扰，所以他没有心思做任何事情，包括最基本的学习。这样一来，情绪的低沉直接导致了情商指数不高，而辅导员有的放矢地为其制定具体化的"快乐方案"，旨在提高阿明情商，从根本上改善心情。

国外研究人员调查发现，"人生事业成功与否主要取决于情商，而不是智商。情商主宰人生可有80%的作用，智商对人生仅有20%影响。"有些智商高的人很可能平平庸庸，碌碌无为；而智力平庸的人极可能创造出非凡业绩，这一切都与情商的高低密切相关。为了创造佳绩，我们都应该指定一个具体化的提升情商"方案"，通过提高情商的方式来转换心情，开拓属于自己的广阔空间。

情商不是一两句话就能概括的事情，它包含着丰富的内容，例如认识自身情绪、妥善管理情绪、自我激励、认知他人情绪、协调人际关系等等。很多时候，坏情绪不受控制地袭来，这只能说我们的情商还有待提高。因为情商高的人时时处处都能认识自己的情绪状态，主宰生活，他能够把情绪保持在适度、适时、适所的状态。那么我们该如何"具体化"地提高呢？

学会划定心理界限。

划定心理界限是提高自身认知水平的关键，随心所欲的生活有时候会给我们增添一些困惑，最终导致负面情绪的出现。学会划定心理界限，让自己在"上限"与"下限"之间的安全地带快乐生活。

学会平复心情。

控制情绪波动有很多方式，其中一点就是注意自己的心率。当心跳快至每分钟 100 次以上时，我们一定要小心，这时候的个体容易失去理智，成为"好斗的蟋蟀"。此时，深呼吸、积极心理暗示都会对平复心情起到一定作用。

试着转换完全不同的方式。

多与他人交流沟通是拓宽视野、提高情商的好办法。不管你性格外向还是内向，试着在其他人身上汲取长处，转换方式可以帮助自己更快地成长。

情绪便利贴

　　"具体化"和"概括化"是截然相反的两种方式，尽管这些方式的目的都是提高情商，但是在实际操作后却有天差地别的收效。所以，我们应当具体行动起来，一步一个脚印地去制定提升情商方法，最终能够得到较好的结果和较多的回报。

第五章

亲密关系

情感自愈，不跟身边人乱闹情绪

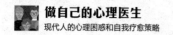
亲密关系心理：家庭是心理问题表达最密集的地方

美国弗吉尼亚大学针对美国社会做出一项调查研究，研究的对象是社会上具有代表性的家庭，研究的主题是家庭文化。研究者认为，家庭是家庭成员尤其是孩子生长和生活的环境，因此家庭文化对于家庭成员有着极为重要的影响。反过来，家庭文化的构建，又直接来源于家庭主要成员（一般是父母）的领导能力。

经过数年时间的调查，研究人员最终得出了数据结论，他们通过研究将美国正常家庭大致分为四种类型：道德型、乐观型、疏远型和美国梦型（奋斗型）。

这四种类型的家庭各自有其核心的家庭文化，而在这些家庭文化背后则是家庭主要成员领导力层级的差别。

第一，道德型。在道德型家庭中，家庭成员注重的是道德观念、是非观念的培养，这些家庭往往更看重成员的传统道德品质及宗教信仰，家庭成员多为宗教人士，对于家庭的管理也往往偏向于宗教式。然而，这类家庭往往比较刻板，容易忽视家庭成员的幸福感和成就感，家庭成员的天性常常被压抑。数据统计，这类家庭在美国占20%。

第二，疏远型。疏远型家庭在组织上比较松散，情感维系完全来自血缘和婚姻关系，家庭成员少有内心交流，上一代对于下一代的看护也往往较少，这类家庭中成员间的亲密程度较道德型家庭成员的亲密程度还要低，幸福感也比较弱。这类家庭成员多以学历和收入都比较低下的蓝领工薪阶层为主，他们基本没有家庭管理能力。这类家庭在美国占21%。

第三，乐观型。乐观型家庭是最成功的家庭类型，在这种家庭文化中，成员之间更看重彼此的情感和责任，但与此同时又比较尊重个人自由和选择，他们比较安于现状，对未来通常抱有乐观的心态。他们往往给予家庭成员更多的关爱，在管理家庭上，持有更加积极的态度。这类家庭在美国所占的比例为31%。

第四，美国梦型。这种文化类型的家庭在美国占27%，一般这种家庭文化多出现在新移民当中，他们对家庭成员寄予比较高的期望，期望能够通过成员的努力获得更好的生活，会为彼此创造更好的条件，会按照自己的想法来塑造下一代家庭成员，并尽量保护家庭成员免受外界负面因素的影响。这类家庭文化对于成员的管理能力要求是最高的，不但要求每个成员具有乐观型家庭文化中家庭成员的积极管理能力，同时还需要更复杂的能力，以及更为强大的个人能力。

弗吉尼亚大学的研究对于我们管理家庭或多或少能提供一些借鉴，更为关键的是它给了我们一个启示，那就是家庭其实是我们情绪表达最密集的地方，也是衡量一个人自我控制能力的最初试验场。

一个人身处于社会中，如何待人接物，如何与人相处，如何经营事业，如何管理团队，如何获得成功，这些都与其情绪控制能力密不可分。而一个人这方面能力的高低，最直接的反映便是在家庭上。

如果我们不能够让自己的家庭和睦，成员间彼此关爱，那么我们对于情绪的把控能力就应该受到质疑，事业成功的概率也就不会有多大。

曾国藩堪称中国传统士大夫的典范，他出将入相，位极人臣，不但生前无比显赫，死后也留下了千古美名，而有关于曾国藩的持家之道更是为后人所赞叹。

曾国藩认为人生最重要的就是持家，而持家最重要的就是坚持人人孝悌的原则。孝是对父母、对长辈的感恩、尊敬与赡养；悌则是兄弟之间和睦友爱，也就是同辈之间的融洽和谐。

曾国藩在家书中写道：吾细思凡天下官宦之家，多只一代享用便尽。

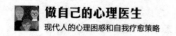
其子孙始而骄逸，继而浪荡，终而沟壑，能庆延一二代者鲜矣。商贾之家，勤俭者能延三四代。耕读之家，谨朴者能延五六代。孝友之家，则可以绵延十代八代。

从曾国藩这一番对持家的感慨中我们可以看出，在他的心中家庭和睦是一个家族福运绵长的根本，也是一个人立身于世的根基。

由此可见，在持家乃至于立世的看法上，古人的智慧与现代的科学并没有差别。家庭是事业的核心，是锻炼一个人自我控制能力最好的地方，只有处理好家庭的种种问题，事业才能够蒸蒸日上，才能够拥有美好的人生。

情绪便利贴

家庭是力量的源泉，同时也是一个人能力的最好试验场所，一个人说话、办事、待人、接物甚至处理危机的能力往往能在家庭里得到检验。

情感表达：为什么子女感受不到你的爱

很多读者朋友有过这样的困惑，明明对子女投入了百分之百的爱，却总是得不到他们的理解。每次想要表达对他们的关心时，不是被爱答不理地冷对待就是被一句"我知道了，你就别再唠叨了"搪塞过去。

为什么子女感受不到你的爱呢？为此你困惑、头疼。这个问题，实际上已经成为困扰当代中国家庭的几个重要问题之一了，其根源很大程度上是因为你对于情绪的控制能力太弱了。

情绪控制能力弱最直接的表现是冲动、想当然，具体到家庭问题就是觉得自己是为子女好，完全不考虑子女的心理状态，情绪亢奋之下便强硬地要他们接受和理解。殊不知，这并非互相理解，只是自己一厢情愿罢了，对于孩子们真正有什么需求，我们并没有站在他们的立场去考虑。

曾经有一个母亲在自己年轻的时候想要成为一位舞蹈家，由于那个时候条件不允许而使愿望落空。等到她有了女儿以后，希望女儿能够实现她的梦想，于是在女儿还很年幼的时候就为其规划好了舞蹈之路。

女儿两三岁的时候，她便开始让女儿接触舞蹈素材，看舞蹈电影，看舞蹈演出。五岁的时候，她就把女儿送到了舞蹈培训班。开始女儿不懂事，所以就按照妈妈的意思跟着老师学。随着年龄的增长，女儿发现自己的兴趣并不是舞蹈，而是文学。于是，女儿和妈妈之间的摩擦越来越多，分歧也越来越大。

在这种情况下，这位母亲仍然认为自己是对的，坚持说自己不会放弃制定好的计划，坚持让女儿把舞蹈学下去。女儿不敢违拗，只好在不甘心的情绪中苦苦练习，结果自然也就可想而知了。

这位母亲的行为就是典型的缺乏对孩子的理解，她对孩子的要求更多是自私型的"望子成龙"。为了让女儿成为一名舞蹈家，这位"无私"的母亲肯定牺牲了很多很多，但她没有想过，这些牺牲原本就是不必要的。她为女儿牺牲的前提是女儿在满足她的愿望，也就是说，母亲的牺牲其实是为了自己。笔者想，如果她想满足女儿的愿望，就应该让女儿走她喜爱的文学之路，为女儿当一名作家而牺牲，这才是真正爱女儿的母亲。

不少父母控制欲非常强，他们总是把所谓"有出息"看成孩子追求的唯一目的，并照着自己心目中"有出息"的模子来塑造孩子。他们常常把自己的期望寄托在儿女身上，让孩子从小就感受到这"期望"的重量。一旦孩子不能够满足父母的期望，就会让他背上一个"不孝"的罪名，这无疑增加了孩子的心理负担。

说到底，这些家长的问题都出在自我控制能力上。他们总是以情绪代替理智，无法从内心层面与孩子进行沟通，获得孩子发自内心的理解，因而也就得不到孩子内心深处的认同和感恩。

想要获得孩子的理解，得先去理解孩子，想要让孩子感受到爱，我们首先要确保真的爱他们，而不是以爱他们的名义爱自己。这些道理看似很简单，但如果没有较强的情绪控制能力、没有一颗同理心，是绝对办不到的。

亲密关系不仅仅是管理孩子，也不仅仅是教育孩子，更重要的是控制自己、对他人进行理解，而这方面能力恰恰是当代中国很多家长所欠缺的。

自我控制能力强的父母能够明白这样一个道理，那就是每个孩子的先天条件是不同的，囿于智力、兴趣爱好、身体状况、家庭条件的不同，每个孩子的人生道路也应该是不尽相同的。

其实，每个成年人都知道，少年、青年那十几二十年的光阴是人生中最美好也是最珍贵的，处于这个时期的孩子是心理、生理成长发育的关键时期，也是形成人性和人格的重要时期，若是在这个时期，硬要剥夺孩子的自由空间，让孩子按照父母的想法来塑造自己的未来，那么可以预见父母越是爱自己的孩子，孩子身上的压力也就越大，也就越发感觉不到父母的爱。

情绪便利贴

　　每个人都是不一样的个体，我们讨厌别人以一个标准来衡量我们，就更不要说正处在叛逆期的孩子了。爱自己的孩子，并不是要让他们按照自己的标准成长，而是给他们提供一个好的环境，让他们自由自在地成长。

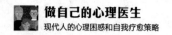
情感接受力：加固自我心理情感防线

事业上遭遇办公室政治，工作发展陷入瓶颈期，感情付诸东流，家长里短的烦心事……想到伤心处，很多人不禁都会大喊："为什么受伤的总是我？"

哲学家安纳斯曾经说过："这个世界上没有人能够伤害到你，除了自己。"当实际与预期目标不相符的时候，我们的心情会不好；美好的梦想破灭的时候，我们的心情会不好；感情遭遇挫折，我们的心情依然会不好……但是，这么多的"伤害"其实都可以避免，即使发生也能够经过自我疗伤很快痊愈，走出负面情绪的误区。

2008年5月12日，全世界的人都记住了汶川。在这次新中国成立以来破坏性最强、波及范围最大的地震中，一个年轻的女孩被埋在了废墟之下六十多个小时。救援人员找到了这个女孩，并在废墟下将其救出的时候，女孩笑着对救援人员招手说："我还活着，我很高兴。大家不要为我担心，我知道你们会来救我，我很感谢。"沙哑的嗓音、镇定的预期、坚定的眼神顿时感动了全世界，这个坚强、乐观的年轻女孩就是乐刘会，她成了全中国的骄傲。

在随后的日子里，乐刘会始终以乐观的态度来面对生活的种种磨难。两年后，坚强女孩成了家，生了孩子。为人妻、为人母的乐刘会有了幸福的家庭，她的脸上始终保持着灿烂的笑容。

看过乐刘会的经历，我们有理由相信，这个女孩依然会有坚强的性格应对一切困难，加固自我心理情感防线，每天拥有好心情。

"要生存，先把泪擦干，走过去，前面是个天……"心理防线脆弱的人遇事会先低下头，而坚强的人则会用百折不挠的品格去努力改变当前的一切，为自己创造出良好的生存环境。

王女士是行业内出名的"女强人"，无论是工作还是生活都蒸蒸日上，充满了幸福与甜蜜。

回忆过去，王女士说："以前我是个很容易受伤的人，敏感自卑，我不太敢与人沟通，因为我生怕会当众出丑遭到别人嘲笑。在上大学的时候，我去参加一项演讲比赛，在演讲时发生了严重的口误惹得观众哄堂大笑。下了台，我飞一样地逃回家，死活不想再去上学，为此我休学了整整一年。"王女士顿了顿，继续说，"休学的日子里，我不愿意和任何人说话，经常唉声叹气，父母看见我绝望和沮丧的样子，索性辞职陪我出去旅游。在那一年时间里，父母带着我走遍祖国的名山大川，既开拓了视野，又改善了心情。重返校园时，我的内心还是有些担忧，但是望着父母支持而坚定的目光，我释然了。那一刻起，我明白自己要做一个打不垮的人！"

走出校园后，王女士选择自主创业。创业初期十分艰辛，受到客户的冷嘲热讽是常事。王女士咬着牙坚持，她心中有一个信念在支撑自己："我一定要成功，一定不能被打垮。"自身的努力加上父母的支持令王女士的事业越做越好，并且收获了爱情。

"经常有人问我为什么会这么开心？每每这个时候，我就会反问对方，难道世界上存在不开心的事情吗？"说到这，年近不惑的王女士竟然像孩子般调皮地做了个鬼脸，随后开怀大笑。

诗人道格拉斯·马罗区曾在诗中写道："如果你不能成为山顶的一株松，就做一丛小树生长在山谷中，但需是溪边最好的一小丛。"不管你是谁，不管你从事何种职业，只要将内心锻造得强大坚实，自然就能够像王女士一样重建好情绪，开开心心地过日子。

心理学家恩歌华曾经在 1986 年提出"心情锻造法"，通过研究他认为个体应当冷静地观察自己内心深处，然后将观察结果如实写下。这样一来，紧张的心情就会得到释放，人会感到轻松一些。之后，个体应当有目的、有步骤地分解令自己感到不快的问题，并且试图一一解决。另外，人们应当忘掉负面经历，避免用失败的教训来提醒自己，取而代之的是积极的心理暗示。提出这个方法之后，恩歌华指导跟踪了一百名志愿者，事实发现在他们心情转变为正面情绪之后，内心抵抗挫折的能力也大幅度提高。因此，恩歌华认为想要获得快乐的人应当时刻进行自我心情调试，通过锻造心灵的方法来锻造心情，令自己乐观地面对生活，让自己变得更加开心。

情绪便利贴

　　每个人都会遇到不顺心的事，试着开导不开心的自己，并且积极寻找解决问题的办法。久而久之，内心的感情防线就会变得愈加坚固，促使个体增强信心，产生知难而上的挑战欲。

角色转换：不同身份的心理行为表现

人生的角色转换与情绪表现具有一定关联，人的角色不可能扁平化，一生要扮演许多种身份。即使是同一个时间段，他也可能要同时扮演十几个角色甚至更多，比如各位读者朋友就可能同时扮演以下角色：父母、子女、长者、晚辈、客户、上司、下属、邻居、朋友等等。在多个角色之间转换需要理智，在每个角色上精准地定位需要智慧。

遗憾的是，并非所有人都能从容应对角色的转换。在角色转换过程中，一些不良情绪是在所难免的，如：依赖型情绪、畏惧型情绪、自傲型情绪、失衡型情绪等。

依赖型情绪的具体表现可能是在工作、生活、行动上显现出信心不足，在可以发挥自己能力的情况下依然选择从众。畏惧型情绪常见于职场新人，他们踏入新的工作环境时常常不知所措。而自傲型情绪则相反，他们遇上自认为低人一等的同事，总情不自禁地表现自己，夸夸其谈而令人生厌。失衡型情绪的人也有争强好胜的积极面，可惜他们十分缺乏抗击挫折的能力，以至于轻易表现出悲观失望，不是自暴自弃就是嫉妒他人。

成功人士说：想要弄清楚角色转换与情绪表现的关系，不妨从观察他人的行为表现开始。这要求我们在观察他人行为的时候，去注意他们扮演了哪些不同的角色，都有着哪些相对应的情绪表现？

因为每个人所扮演的角色都为数众多，所以每人都有许多张不同的面孔。职场人士，想要了解他人情绪的时候，必须把自己的观察能力和思考能力发挥出来，理解他人承担不同角色所应当做到哪些方面。

以职业女性举例。在职场上她可以是一名办事稳妥的工作者。职场外，她可能是母亲、妻子、女儿、家庭主妇，这些角色甚至可以同时存在。此外，她还可以扮演阿姨、邻居等角色，而每一个角色在不同的场景中又可以分化出许多新的角色。比如，一个职业是医生的母亲，除了对自己的儿女负有养育责任，还可以起到家庭教师、知心好友、亲密玩伴等作用。当然，一个母亲所承担的角色远不止这些。

更有挑战性的是，从一个角色转换到另一个角色过程中的心理转变。依旧拿职业女性举例：一位母亲在家彻夜照料发高烧的孩子，而第二天一大早，她就必须准时到公司去上班。对这名女性而言，不仅是对自己生物钟的巨大考验，而且很容易想象她在工作中时刻惦记卧病在床的孩子的模样。

对于男性而言，角色的转换也并不轻松。一天工作忙下来，一些男性暗自积累了许多怨气和愤懑，由于工作时手头的任务忙不完而暂时压抑了自己的情绪，不是遗忘，而是压抑！晚上归家时，他的太太最好能够表现得体贴入微，因为她的先生还沉浸在白天的职业角色中，这时候倘若再给他增加一些小小的刺激，就有酿成巨大家庭矛盾的可能。

一般而言，人们所承担的各种角色并不总是可以分明地区别开来，它们互相之间可能会有重叠的地方。但是每一个角色理所当然地有其独特性。一种言行举止可能对某一类角色而言显得得体，而对另一种角色来说则是失了分寸的。如果一个人没有把握好尺度，那么可能会有一些令人尴尬的现象发生。

想象你正在家中度过一个美好的周末。伸手捏捏自己可爱的孩子的鼻子是一件再自然不过的事情，但是假若你在公司里也忍不住捏捏同事的鼻子的话，场面就会变得比较尴尬了。

另一方面，人们所承担的各个角色里都隐藏着诸多特定的感觉和需求，这些需求深藏在人们的头脑中，甚至连自己也没有意识到。

生活中少不了遇到整天对别人的举动指手画脚的人。通常来说，这类人潜意识里希望通过自己的表现来得到别人的注目和肯定，也可以让他们挑剔的人显得渺小，而让自己显得出人头地。这类人总把自己的好恶放在首位，并且通过这种"自以为是"的行为方式，把自己的意愿强加给周围的人。

至于那些周身充满负能量、每天无休无止地抱怨的人们，他们内心深处不满的并不只是繁杂的工作和事务，而是整个生活。此外他们也希望自己看问题的批判角度和视野能够被别人理解和认同。而事实上，多数人不会接受他们负能量的世界观。于是遭遇了"反对"的他们更加证实了"外部世界是糟糕的、不友好的"的想法，因此在平日里便意志消沉，并且常常寄希望于他人的帮助。

还有一种人总有自责心态，他们为了满足所有人的要求，总是试图把一切做得尽善尽美。这种做法无异于缘木求鱼，让所有人心满意足是不可能的。所以那些总认为自己亏欠了他人的职场人士总是疲于奔命，把诸多职责之外的请求一一答应下来，永远为了那些"不可能完成的任务"而奔忙着。

所以我们要提醒大家，我们要看到角色转换和情绪表现背后的迥异的心理需求，如果你想要让自己的亲密关系一片和谐，那么就需要积极有效地面对这些变化。

情绪便利贴

人的情绪是复杂的，并且变化迅速，会随着时间、环境等的改变而发生变化。职场人士在开口发言之前，应当进行敏锐的观察，并且在自己对对方了解的基础之上，及时地调整自己的言谈举止。

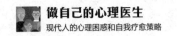
积极情感：让你的生活中充满微笑

在很久以前，医学界就提出了"微笑治疗"的理论，医生认为通过改善个体心情可以调节人的身体状态。通过改善心情、学会微笑的方式，个体的身心会有很大程度的提高和改善。例如心情较好，满露笑容的人能够令大脑感受到身体放松的信号，随即发出兴奋的脑电波，这便是微笑所带给你的触动。

这个小知识带给我们怎样的启示呢？那就是我们应该将积极的情绪带入到生活中，尤其是亲密关系当中，经常对身边人报以微笑，让身边人感受到你的积极情绪，这样久而久之，你便会发现你的生活截然不同了。

一个月以前，人事经理找到程翠屏和于海燕，告知总部已经将她们两个人作为重点培养对象，而人事助理一职也将在她们二人中产生。程翠屏和于海燕入职三年来一直兢兢业业，勤奋好学，两个人的工作能力不分伯仲。听到这个消息，她们两个人都暗自捏了一把汗，因为自己将要面对的是强大的竞争对手。

时间很快就过去了，在晨会上人事经理公布了此次晋升的人员名单，上面赫然写着程翠屏的名字，这让于海燕十分不满意。散会后，她第一时间找到了经理，略带哭音地问："经理，是我哪里做得不够好，还是我的工作出现了纰漏，为什么我会落选？"于海燕刚一进门，就向经理抛出了疑问。

经理回答："这次没有晋升，并不是你工作出了问题，也不是你的能力不够。"

"那究竟是为什么？"经理的话还没有说完，就被于海燕打断了。

"公司做出这个决定是经过深思熟虑的，如果说你和程翠屏唯一的差别，那就是你们两个人的情绪状态。"经理继续说道。

"情绪状态？这与工作有关系吗？"

"当然，咱们这个行业工作压力很大，你整日愁眉不展不但会令自己的心情很差，也会将坏情绪'传播'到周围。与你相反，程翠屏每日都会以笑脸待人，同事们认为与她共事很轻松，没有一点压力。"经理一字一句地说。

听经理说完，于海燕若有所思地走了出去。她仔细反省发现事实果然如此，前一阵子工作太忙，自己心情不好，这就会影响到与其他同事的配合。想到这，于海燕释然了，她决心要向程翠屏学习，让好心情给自己带来好运气。

我们试着回想一下这样的生活场景，面对一个总是不苟言笑的父亲，儿子在做错事之后迟迟不敢承认，好不容易想张嘴认错，但话还没说出来，身体已经开始颤抖，眼泪已经在眼眶中打转了。

孩子有这样的表现，毫无疑问是父亲平时给他的压力太大了，而这种压力就来自于一张总是板着的脸。面目表情是情绪的体现，一张笑脸和一张严肃的脸给人带去的情绪体验绝对是不同的，就更不用说在亲密关系中长时间的潜移默化了。

其实早在几百年前古希腊人就已经懂得了"内心微笑"的简单默想方法，古希腊人认为，笑容是神给予人类的恩赐，只有笑着对待生活中的每一天，身体才能变得更加强壮。现代医学专家经过研究发现，持续微笑能够令机体的肺部向身体所有部分提供更多的氧气。

有位医生说："微笑可以填满你的整个的肺并一直到锁骨以上，然后再轻轻落下，就像温暖抚慰的瀑布一样，让微笑进入你的肝脏、肾、脾、肠、脊骨、肌肉、腱、韧带、骨头、神经、淋巴系统、皮肤、脂肪组织、头发、指甲和每一个细胞。"

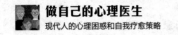

索尼娅是一名瑜伽教练，根据当代人压力大，身体呈现亚健康的状况，她发明了"微笑瑜伽"。"也许你不会相信，微笑能够给人带来奇迹。"索尼娅笑着对大家说。

"丹妮是我的一个学员，我见她第一面的时候简直都不相信自己的眼睛。她在报名表上清楚地写着自己刚满二十五岁，可是她的神态和表情和上了年纪的女性没什么两样。丹妮每周都会来这里上课，可是她总是静悄悄地来，静悄悄地走，不会和任何一个人打招呼、交流，这种反常的举动引起了我的注意。经过耐心地沟通后我知道，别看丹妮刚满二十五岁，但是她已经是两个孩子的母亲，而且是单亲母亲。男友对感情的背叛、生活的压力、两个孩子的吵闹让丹妮快要崩溃，用她自己的话来说，她已经不知道什么是微笑。

"为了帮助丹妮尽快走出坏情绪的阴影，我开始建议她练习'微笑瑜伽'。这是最好而且最简单的瑜伽姿势，就是嘴角弯向天空，试着让自己笑。开始，她的表情很僵硬，一点也不自然，在我的鼓励之下，丹妮坚持地练习着。终于有一天，她找到我高兴地说：'嗨，索尼娅，我现在的感觉特别轻松，这两个孩子简直是上天对我的恩赐。'除了这些，丹妮不好意思地告诉我，她已经交到了新的男朋友，而且很快就会走入婚姻的殿堂。你说，'微笑瑜伽'是不是很神奇？"显然，索尼娅对她所发明的"微笑瑜伽"十分满意。

"微笑瑜伽"真的像索尼娅说的那样神奇吗？研究显示，一个微笑能够改变人的心情，释放压力，令自己保持积极地情绪特征。同时，微笑还可以增强免疫系统，令周围人感觉更加舒服，为自己给他人的第一印象大大加分。那么，我们该如何练习微笑呢？

第一步，如果你正在沮丧或者无精打采，那么专注地感受一下自己的心情以及身体的感觉。

第二步，试着微笑，如果实在笑不出来就"装"出来。

第三步，嘴角上扬，最好发出笑声，让这种笑容持续六十秒。

维持六十秒的微笑以后，重新评估自己的感觉，感受自己情绪、身体、精力的水平。此时，你会感觉比较轻松，肌肉松弛，缓解很多压力和紧张，从忧虑或者烦闷中解脱出来。所以，学会微笑能够让我们更加放松地面对生活，更加理性地解决问题，从而为自己创造和把握更多机会，迎来事业、生活上的成功。

情绪便利贴

微笑是人生最好的名片，它不仅能够给自己带来一份信心，也能感染周围人的心情。懂得微笑的人总能获得比别人更多的机会，所以他们更加容易成功。

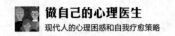
情感调解：幽默是情感中最大的调节方法

幽默是一种特殊的情绪表现，俄国文学家契诃夫说过："不懂得开玩笑的人，是没有希望的人。"幽默不仅可以淡化人的消极情绪，同时能够缓解精神和内心压力，让自己更加从容地面对一切。可见，人生中不能缺少幽默，而具有幽默感的人的生活会充满情趣，会感染到身边的人，让亲密关系被轻松的氛围笼罩起来。

有一天，古希腊哲学家苏格拉底在和学生在院子里探讨问题，正当他们讨论得热火朝天的时候，苏格拉底的妻子满脸怒气地冲了出来。要知道，苏格拉底的妻子是有名的暴脾气。她不由分说地大骂了苏格拉底一顿，并且当着学生的面舀起一盆水猛地浇在苏格拉底的头上。

学生们看到这一幕面面相觑，他们觉得老师一定会勃然大怒，与妻子争吵不停。令大家没有想到的是，苏格拉底笑着对大家说："请同学们稍等我一下，我去换件衣服。"

苏格拉底换完衣服出来之后，他风趣地说："看我这身行头比刚才漂亮多了吧，这一切都要归功于我的老婆。不过我早就知道，雷声过后，肯定会有瓢泼大雨降临的。"

大家听了，不禁哈哈大笑。就这样，苏格拉底用自己的幽默化解了一场生活危机。

在日常生活中，我们难免会因为某些人、某些事发生不愉快。如果在这种情况下能够像苏格拉底那样用幽默来化解紧张气氛，往往就可以彻底地改变结局。

医学专家研究表明，人的大脑皮层有个"快乐中枢"，当它受到刺激的时候就会呈现兴奋状态，令人体发生一系列的生理化学反应。而幽默恰恰是绝佳的刺激剂，它能够调节中枢神经，改善血液循化，促进免疫功能，所以医学家将幽默称为"心理按摩"。通过幽默的"按摩"，个体的心态会趋于平衡水平，情绪自然呈现积极状态。

英国作家萧伯纳曾经说过："幽默像马车上的弹簧，没有它，人生路上的每一块小石子都会让你颠簸得难受。"有了幽默的调剂，生活就会变得豁然开朗，忧心忡忡、愁眉苦脸和悲观失望就会离自己远去；有了幽默的调剂，高雅的风度就会随时出现，个人魅力则会闪闪发光。纵观古今中外的成功人士，他们的心态平和，情绪积极，并且个个都具有幽默感。

幽默在每个人的生命中都占有举足轻重的地位，它不仅是知识、修养的象征，同时也是情绪最重要的调味剂。

相传古时候有位名医姓赵，据说他药到病除，有着起死回生之医术。一日，巡抚大人身感不适，他命人请来赵大夫诊治。诊脉后，赵大夫沉默不语，经巡抚大人的再三询问才回应说："依老朽之见，大人之疾，乃月经不调也。"巡抚大人听后，大笑着说："荒唐，荒唐，庸医，庸医。"此后，巡抚大人经常用此事谈笑，而且每次都会开怀大笑。几周之后，巡抚的病不治而愈，他醒悟过来之后连忙拜谢赵大夫。赵大夫笑着说："笑能够宽神，所以大人的病症才能如此之快地解除。"

赵大夫用幽默医治好巡抚大人的病，看来幽默也是一剂健康良药。幽默对人的身体真的有好处吗？生理学家通过研究发现，笑可以让大脑分泌出快活物质脑啡肽，这种物质能够令个体感觉到身心愉快、增大肺活量、精神振奋。除此以外，幽默还能激活处于抑制状态的脑细胞，从根本增强脑细胞的活力。一个人要想生活得愉快、健康、长寿，不妨多点幽默。

既然幽默对人的好处多多，那么我们该如何培养幽默感呢？有人说："浮躁难以幽默，装腔作势难以幽默，钻牛角尖难以幽默，捉襟见肘难以幽默，迟钝笨拙难以幽默，只有从容、平等待人、超脱、游刃有余，聪明透彻才能幽默。"这句话虽然浅显但却寓有深厚哲理。幽默是智慧的表现，它必须建立在丰富知识的基础上。只有一个人具有审时度势的能力和广博的知识，才能够妙言成趣。所以，要培养幽默感就要广泛涉猎，努力充实自我，陶冶情操，用幽默为自己的精神生活源源不断地提供真正的养料。

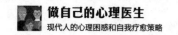

情绪便利贴

　　幽默可以令人消除生活中的焦虑和紧张情绪，并且能够润滑亲密关系，帮助我们摆脱负面情绪的纠缠，增强信心，所以说幽默是生活中情绪的"调味剂"，同时也是前进路上的"助推剂"。

善意表达：世界需要你的善意对待

对于亲密关系，大多数人的理解是小范围的亲人、朋友、同学和同事，但其实如果我们仔细思量一下，除了亲人，其他的亲密关系不都是由陌生关系逐渐演变过来的吗？所以在讨论亲密关系的时候，我们也不能够忘记与陌生人之间的情感联结。

有一首歌中这样唱道："一个篱笆三个桩，一个好汉三个帮，为了大家都幸福，世界需要热心肠。"我们生活在一个人与人构成的社会当中，每个人都有需要他人的时候，而当我们需要他人帮助的时候，若处处能得到别人的援手，相信我们的内心一定会洋溢着一股暖潮，让我们觉得这个世界"真美好"。

然而现在的世界人与人之间的关系还是冰冷比热情要多的，对于陌生人的需求，相信很多人是不想或者不愿伸出援手的，那么为什么会这样呢？

其实道理很简单，我们的情绪有一种自我保护机制，尤其是在面对陌生带来的不安时，情绪就会发挥其负面作用，进而让我们处于戒备、提防的状态。而在一个人人都充满戒备，把自己封闭起来的世界里，自然是不会有手伸向我们的。而在需要时得不到援手，又促使我们更加地把自己封闭起来。封闭和得不到援手，形成了一种恶性循环，而也就是在这样的恶性循环中，我们的人生翻向了美好和热情的反面——丑恶和冰冷。

一个公司白领最近刚刚和男朋友分手。分手之后她自然要从男友那里搬出来，女孩儿很快就找到了新的房子，那是一个她完全陌生的小区。在搬家的时候，这女孩儿故意留意了一下，发现对面住的一户人家似乎不怎

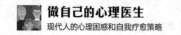
么富裕，经过了解才知道对方是一个离异的妇人与两个小孩。

这女孩儿对于邻居家没有什么好感，因而平时很少与他们打交道。谁知有天晚上，女孩儿所在的小区都停了电，因为事出突然，这位单身女子只好自己点起了蜡烛。可是蜡烛点上了没一会儿，忽然就听到外面有人在敲门。

这女孩儿打开房门一看，原来是隔壁邻居的小孩子，只见他紧张地问："阿姨，请问你家有蜡烛吗？"

这女孩儿心想："他们家竟穷到连蜡烛都没有吗？"心里就泛起了一股不满的情绪，于是，她很没好气地对着孩子吼了一声说："没有！"说完就准备关上门，可是那个小孩子却微笑着对她说："我就知道你家一定没有！"说完，竟从怀里拿出两根蜡烛说："妈妈和我怕你一个人住又没有蜡烛，所以让我带两根来送你。"此刻，这女子才知道对方是给自己送蜡烛来的，顿时又是自责又是感动。

那个女白领的世界无疑是冰冷的，但在别人的热情下，她冰冷的心被感动了。

曾经有一位哲人说过："这个世界上最大的悲剧或不幸，就是一个人大言不惭地说没有人给我任何东西。"我们的生活中，经常看到这样一些人，他们总是以一副冰冷、麻木的面孔去对待别人，这种人如果不加悔改的话，他的毕生都将生活在冰冷之中。

其实，想让自己的生活热起来的方法很简单，主动伸出援手，首先去用一副热心肠温暖别人，这样一来，我们身边自然会围绕着暖洋洋的善意了。

西方有句话说得好："人人为我，我为人人。"在心中有为他人之心，那么他人也会为你着想。我们中国有句古话叫："若能爱人如爱己，便是自在好人间。"一个聪明的人，是应该有爱他人的能力的。

我们没有人能孤单地生活，每个人的人生当中都会需要有人相伴，而一个爱他人的人，其人生的伴侣无疑是会很多的。而且另一方面，爱他人还体现着一种责任。不是有句话叫"达则兼济天下"吗？一个有能力的人，应该肩负起爱他人的重任，而一个能够爱他人的人，又因为其能力的突出而得到他人的拥戴。

一个能够爱他人的人，就如同在自己身边播撒下了友善的种子，它会在我们遗忘的时候，悄悄地成长、茁壮，在我们需要的时候，给我们以回报。

因此，我们应该学会像爱自己一样去爱别人，要知道今天我们这样去做，明天别人同样会这样来对待我们，而一个被爱包裹的人生，又怎么可能不幸福呢？

波斯诗人萨迪说："你不同情跌倒的人的痛苦，在你遇难时也将没有朋友帮忙。"社会是我们自己的社会，如果我们不爱惜这个社会，那么我们就不能怪这个社会不爱我们。

首先付出你的热心肠，即便一时得不到回报，但只要肯坚持下去，你终究会看到你的世界变得美好。

情绪便利贴

有些人像个独行侠一样待人冰冷，但经过岁月的洗礼他也会慢慢懂得，独来独往其实是在"自绝生路"，最终会把自己的人生逼得越来越窄。

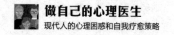
情感问题解决：问题面前，正确地把握心理的操纵杆

失控的情绪仿佛魔鬼一样可怕，它张牙舞爪地吞噬我们的正面能量。俗话说："冲动是魔鬼"，人都有过这样的经历，受到沮丧、悲观、失望、愤怒等情绪的包围时很容易出现不理智的偏激行为，以至于造成令自己后悔不迭的事情出现。

但仔细想来，很多情绪失控都是由一些无伤大雅的小事，如家庭的琐碎、同事间的小矛盾以及工作的不顺心等。在这些事情面前，有些人会喋喋不休地抱怨、莫名其妙地伤心或者内心"小宇宙"熊熊燃烧，这些行为不但破坏自己的心情，而且令周围的人感到厌烦。

而在亲密关系当中，这种小事也是时时刻刻都可能出现的。因此我们能够得出结论，有些人之所以处理不好亲密关系，原因就是太容易因为各种小事情绪失控。

通常来说，情绪起伏波动较大的人比较容易激动，遇到事情不会坦然处之，而总是让极端情绪不停累积，等承受不住之后便像火山喷发一样将负面能量喷薄而出，最后害人害己。所以，如何把握情绪的方向盘是每个人必须重视的问题。

大学毕业以后，比尔如愿以偿地加入了当地《明星报》，成为一名正式记者。入职后的某一天，上司交给他一项重要的任务：采访当地大法官克里斯。

这是比尔第一次接到如此重要的任务，这样的重担压在身上，比尔有些愁眉苦脸：自己任职的报纸并不是当地的一流报纸，自己又只是一名刚出道、毫无名气的小记者，大法官克里斯怎么会接受自己的采访？同事汤姆知道了他的苦恼以后，拍了拍他的肩膀说："我非常理解你的心情，但是，我想你有些多虑了。让我来打个比方吧！这就如同你躲在阴暗的房子里面，然后想象外面的阳光有多么炽烈一般。事实上，想要判断阳光的强度，最简单的方法就是直接向外跨出第一步。"

汤姆拿起比尔桌上的电话，拨通了法官克里斯的办公室电话。很快，他便与大法官的秘书通了话。接下来，汤姆直截了当地向对方说出了自己的想法："我是《明星报》的一名新闻记者，今天奉命对法官进行采访，请问，他今天是否有时间接见我？"坐在一旁的比尔被吓了一大跳。

汤姆一边接电话，一边不忘向坐在一边吓得目瞪口呆的比尔不停地扮鬼脸。一会儿后，比尔听到了他的答话："谢谢你，我将按时在明天下午1点15分到达他的办公室。"

"看，与其坐在一边空想，不如直接向对方说出自己的想法，这不是更加管用、更省力气的方法吗？"汤姆对着比尔笑了笑，"明天下午1点15分是你与大法官约好见面的时间。"一直坐在旁边观看整个过程的比尔此时才放缓了面色，略有所悟。

在多年以后，昔日羞怯的比尔早已成为《明星报》的著名台柱记者。在回首往事时，他依然会有种刻骨铭心之感："从那时起，我便学会了面对自己的情绪，学会了解决问题，这些对我的人生极有用处。"

情绪专家认为，不良情绪多数源于个人的思考方式和内心状态，只要我们能够理智一些，科学地运用改善情绪的方式方法，负面情绪就会慢慢消失，取而代之的是积极的正能量。

小王和小李毕业于同一家医科大学，走出校园后两个人又同时就职某医院任儿科医生。很多人看病有个不成文的心理，那就是在潜意识里认定年轻的医生没有经验，多数喜欢找上了年纪的医生诊治。通常情况下，患者看到自己孩子的主治医生是小王或小李两个年轻人，都会抱着怀疑的态度，更有甚者会拒绝其为自己的孩子诊治，这让小王和小李很是苦恼。

一天，一个年轻的妈妈抱着自己刚满一周岁的孩子来看病，经诊断孩子只不过是平常的伤风感冒，多喝水和注意休息便可。没想到这个年轻的妈妈认为小王在敷衍她，便口出恶语地说："如果我孩子的病情被耽误了，我一定要找你算账。"听到这话，小王气愤之极，不由分说地和这位妈妈分辨。就在这个时候，小李走过来，耐心地安抚患儿家长的情绪。患儿家长的情绪渐渐安稳之后，她将信将疑地离开了。三天过后，这名家长为医院送来一面锦旗，锦旗上赫然写着小李的名字。

同一件事情面前，小李和小王却产生了不同的情绪，采取了不同的处理方法。尽管小王各方面能力都很强，但是他不懂得控制的脾气很可能为其增添很多麻烦。现在，小王应该多学习一些管控情绪的方法，只有这样，他的未来之路才能越走越宽。

当我们遇到不开心的事情，首先要做的就是让自己冷静，然后在心底给自己一定的积极暗示，例如"不要着急，冷静""一定能够找到解决办法"等等。通过类似的自我暗示，情绪的沸点就会在不知不觉中减低，出现过激举动的概率也会大大下降。除此以外，遇到棘手难以一时解决的问题我们应当适时躲避，尽量绕道而行，避免迎面而来的刺激。"明知山有虎"，却"不向虎山行"，在某种程度上是一种处理事态的睿智，明智的人通过躲避刺激来调整心态，避免负面情绪侵袭，最终能够将职场和生活处理得顺风顺手。

情绪便利贴

情绪对于一个人来说既能起到正面作用，也能成为消极因素。想要从容工作、开心生活，就要学会克制脾气，做掌控情绪的心智成熟之人。

第六章

强大内心

为什么有人坚强有人脆弱

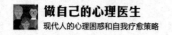

因为心理脆弱，所以人生脆弱

容易冲动、易怒，一旦遭遇挫折或者困难，就会表现出过激情绪，甚至一蹶不振，这是心理脆弱的典型表现。

近年来，媒体所报道因为心理脆弱导致极端行为发生的案件比比皆是：一名男青年因为遭遇失恋问题，于是武断地认定全世界的女子都是骗子，遂产生报复心理；某高考考生因为考试成绩不理想，在家中跳楼自杀；某应届毕业生求职心切，却没有被心仪的公司录取，内心遭受巨大打击，带刀冲进公司行凶……为什么现代人会出现这种脆弱的心理呢？社会学家马哲伦认为："当今外来文化和价值观念冲击着青年一代的价值取向，所以他们变得格外脆弱。"

一寺庙里住着六个和尚，一个方丈师傅，还有五个小徒弟。

老方丈要外出云游了，便想把方丈的位置传给五个徒弟中的一个。论地位，自然是把方丈传给大徒弟，论聪慧，应该传给二徒弟，三徒弟是最善良的一个，四徒弟则是最具慧根的一个。最小的五徒弟不聪明也没慧根，除了每天撞钟念经，似乎什么都不会做。

四个徒弟都跃跃欲试，理所当然地觉得自己应该是下一任方丈的最佳人选。谁知老和尚却把位置传给了小徒弟。对此，聪慧的二徒弟想出了原因，善良的三徒弟无所谓，四徒弟眨巴眨巴眼睛笑了，他也明白了其中原委。

大徒弟不平衡了，他愤怒地找到了老和尚，问他为什么要把方丈之位传给五徒弟。方丈说："既然是和尚，撞钟念经是最基本的功课。你们虽然各有各的优点长处，但却没人能坚持每天都去撞钟，只有五徒弟是最本分的和尚。"

老和尚说完就离开了寺院，大徒弟又找到了新任方丈，也就是原来的五徒弟。

"凭什么你来做方丈，要做也是我！"

"大师兄，你是什么？"

"我？我是和尚啊！"

"那我是什么？"

"现在你是方丈啊！"

"方丈是什么？不是和尚吗？"

"自然也是和尚！"

"既然都是和尚，方丈不方丈，有什么区别吗？"

"自然有区别！方丈能管着整个寺院的和尚，有权！"

"和尚该干什么？"

"撞钟念经，普度众生，教化世人啊！"

"和尚就该做这些，就算你成了方丈，你也只是让我们做这些事情，那么权利有什么意义吗？"

"没……没意义……"

"既然没意义，你还执拗什么？"

人之所以心会脆弱，主要是因为错误的执拗。或执拗于恐惧，或执拗于不甘，或执拗于不平，或执拗于颓废等负面情绪。大师兄的执拗便是不甘，若不是小和尚及时指出了他的"心魔"，或许大师兄就会因此而沉迷在自己给自己编造的罗网之中难以自拔。

如今，社会发展迅速，竞争也日益激烈。有些人遇到困难与挫折之后，很容易产生挫败心理，在重重压力的作用下，个体的生理和心理就会出现问题，呈现出心理脆弱状态。

自古以来，对于 99% 的人来讲，情感关是最难过的关。A 本是个单

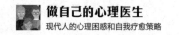
纯善良的小姑娘，从小不知愁滋味，在父母的呵护下长大，没和任何异性有过接触。一次偶然的机会，她恋爱了，但没过多久，对方便离她而去。

以泪洗面之余，A冥思苦想也想不通为什么他会离开自己。是因为自己不够好？是因为自己不够漂亮？还是因为自己的哪些原因？A把自己从小到大的所有经历都想了无数遍，也找不到原因。

多年之后，A再次遇到了那个男孩。彼时的男孩已成了男人，已有了家室。而A仍然形单影只，整日里都在思索为什么会被抛弃。

他得知了这些，甚为惊讶，只说了一句话，便揭开了迷惑A多年的问题：当年，我只是喜欢了别人，便不辞而别了。我以为你会懂，其实你没错，都是我的原因。

A如遭雷击，思索了这么多年的问题，答案居然就这么简单！

这只是众多爱情故事中最普遍的一个桥段，A的问题是她不能变通地看待问题：离开了便离开了，想出答案又能如何？对于一个已经离开的男人，她应该把更多的精力放到自己的生活上。

社会学家曾经说过："当代人具备了解决问题所需要的基本知识和技能，但是缺乏应变的心态。"基于此状，不论是爱情、学习还是工作，很多人在遇到困难时习惯用直线思维去思考和看待社会生活中的问题，碰壁觉得丢脸，失败感觉自卑，或者像A那样，去执拗于一些没什么意义的问题，因此让自己背负沉重的压力和负担。

学生时代的我们都懂得用多种方式去解决各学科上的疑难题目，可是成年之后却忽略了很多事情有多种解决问题的角度。"脆弱的眼泪解决不了任何问题"，诗人贝偶如是说。所以，我们要学会用主动适应的心态去引导事物变化，通过积极面对来产生正面情绪和巨大的能动性，通过多角度观察、多方位思考来寻求事件的突破口。相反，悲伤、失落、沮丧、绝望只能源源不断地向大脑输送消极信号，个体就只得被动受挫。长期积累，就会导致脆弱心理的出现。所以，我们要改变心态和情绪，用积极地目光去看待问题，解决问题，通过全面地、辩证地看待自己、认识自己、评价自己的一系列过程去克服内心的脆弱，最大限度淡化和缩小种种心理阴影，从而敞开心扉去迎接希望的曙光。

情绪便利贴

内心脆弱的人一般都比较敏感，经不起失败与挫折的打击。因此，我们应当从调节自我情绪、注意自我情绪等方面入手。通过系统地、科学地制定目标去缓解和改善心理脆弱的现象。在人生的道路上，只有不断磨炼，不断积累，不断思索，不断调整，才能将自己培养成为内心强大的人。

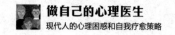
无法自我"泗渡"者，往往无法自我"救赎"

《肖申克的救赎》这部电影中，暗无天日的肖申克监狱中不断放逐，最终成为没有救赎的毁灭。电影终归是电影，里面有很浓厚的文学色彩。不过，中国有句老话叫作"解铃还须系铃人"，说的是如果一个人存有心结并为此郁郁寡欢、闷闷不乐，那解开和去除心结的须只有一个——他自己。

众生之相，无一而同。每张脸都有或多或少的区别，有的人长得漂亮，有的人长得一般。有的人天生一副招人稀罕的脸蛋，有的人则长了一副平常的模样。

作为公司里有名的"外贸协会"会长，涵涵非常得意于自己的工作小组，不为其他，只因为组里的所有组员都生得万里挑一的模样。男的帅，女的靓，这样工作起来，多养眼。

可惜天公不作美，领导非要塞给她一个新组员，一个据说是刚刚大学毕业的某领导家的亲戚，这个名叫小罗的男孩别的特点没有，只一个——长得丑。

长得丑不是错，可到了涵涵的工作组里就是他的错了。涵涵是谁啊，天生的"外貌控"岂能容忍小罗的存在？在涵涵眼里，小罗就是眼中钉、肉中刺，就是那个坏了整锅肉汤的"烂苍蝇"。

其他组员倒是无所谓，大家只为工作，谁管谁漂亮难看，又不是相亲。可涵涵就是不能容忍，暗暗发誓一定要把小罗弄出工作组。但人家小罗是有"后台"的人，涵涵胆子再大，也不敢明目张胆。

明枪不行，就用暗箭。涵涵开始想方设法地刁难小罗，最后到了近乎癫狂的地步。在她和小罗的明争暗斗中，工作组的工作效率直线下降，绩效创下了公司历史上的新低，且连续几个月一直走低。

小罗脾气好，虽然有"后台"，却不恃宠生骄。直到某天涵涵歇斯底里地当着全组员的面骂他是丑八怪。那天，涵涵已经彻底没了往日的风度，完全乱了阵脚。

"我是丑，但丑不怪我，这和我们的工作也没有任何关系。你可以觉得我难看，可以不喜欢我，但请你不要因为个人的情绪影响整个工作组的业绩。身为组长，你怎么能犯下这么低级的错误？"

一句话把几尽崩溃的涵涵拉回了现实，看着其他员工那瞠目结舌的表情，涵涵至此才意识到自己犯下了多大的错。她很后怕，若不是小罗及时提醒，自己还不一定会犯下多大的错。

作为组长，涵涵可以把个人性格带入工作，一切良好的特质都能作为提升工作效率的有效辅助。但若是把私下的怨恨带入工作，还一意孤行地认为那都是因为别人造成的恶果，那样的结果只能是以失败收场。

众所周知，山田小泽是日本著名电气企业董事长，他白手起家，凭借自身努力成就了专属于自己的电气王国，但是其中的辛酸只有他自己知道。

因为家境贫困，十八岁的山田小泽来到一家小型电气公司打工。由于勤奋好学，肯吃苦，总经理对这个小伙计格外欣赏，有意对他进行栽培。几年时间里，山田小泽从最初的学徒工做到了班长，最后成为能够独当一面的副经理。就在山田小泽干劲十足的时候，一些风言风语传到总经理的耳朵里，"山田小泽是一只猛虎，他企图将公司占为己有。"尽管山田小泽并没有"吞噬"公司的野心，可惜总经理已经听信了传言，忍痛将山田小泽辞退。

失去工作的山田小泽怎么也想不通，自己多年辛勤的工作竟然换取不

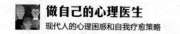

到总经理的信任，他痛苦极了。在很长一段时间内，山田小泽一直纠结这件事情，因为"一朝被蛇咬，十年怕井绳"的心理，他放弃了很多工作机会，那年山田小泽只有二十八岁。

失去了经济来源，山田小泽的生活陷入了困境。房租、水电费以及各种催款单如同雪花般纷纷塞进了他的邮箱。"为了生活，我要坚持下去。"山田小泽对自己说。

下定决心的山田小泽应聘到一家电气公司，做了一段时间积攒起"第一桶金"。他不顾公司的重金挽留毅然辞去工作独自创业。创业初期，山田小泽每日以方便面充饥，在必胜决心鼓舞之下，他克服了重重困难，山田小泽的企业也慢慢步入了正轨。

如果二十八岁的山田小泽始终不能战胜"被怀疑""被辞退"的"心魔"，那么"心魔"就会张开血盆大口不断地吞噬他的正面能量，自然就没有现在声名显赫的山田小泽电气公司。

很多人总会因为各种各样的不顺心、不如意而将自己的心灵束缚起来，西方有句名言："恐惧让你沦为囚犯，希望让你重获自由。"因为自我"囚禁"，恐惧、失望、惴惴不安等多种负面情绪会如同一道道枷锁，将个体的身心进行捆绑。那么，我们该如何"泅渡"，如何"救赎"呢？答案只有一个——借助内心的力量变得坚强，借助定力去完成真正意义上的心灵救赎。

内心强大的人面对纷繁复杂的大千世界，可以始终保持一种乐观向上的处世态度，而不是怨天尤人、狭隘自私，用烦恼的"丝"来作茧自缚。卡耐基曾经说过："一个人不能控制他人，但是可以掌握自己。"每当我们不能左右环境和事物的时候，可以试着转换心态，改变心情。心态不同，对事物的感受和认知也就不同。积极向上的心态可以催人奋进，不畏艰难，直到光辉的顶点；而心态消极、内心脆弱的人通常意志消沉、丧失勇气，无法自我"泅渡"，最终令机缘与自己擦肩而过。所以，我们应当用强大的内心作为成功坚实有力的后盾，努力地将困顿的心灵拯救出来，成功地做到自我"泅渡"，自我"救赎"。

情绪便利贴

　　人生不如意十有八九，内心脆弱的人遇到难事会心事重重，认为生活如此灰暗；内心强大的人则可以用开朗的心情、乐观的心态去激发生活热情，开启智慧，解决困难。生活中的我们应当成为后者，做到处事不惊，虽成功，不狂妄；虽失败，不气馁。

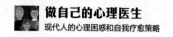

"蛋壳心理"，你也有吗？

"蛋壳心理"，顾名思义就是脆弱不堪、一触即破的心理。有些人外表高傲，内心却敏感多疑，他们只能接受成功，却不能理性地面对失败，这种"蛋壳心理"究竟是如何形成的呢？冰冻三尺非一日之寒，脆弱心理的成因是长期复杂的，社会学家发现，如果个体在孩童时期忽略行为能力培养和心理健康教育，孩子在成年后很容易变得不能吃苦，不能接受挫折，从而导致责任心丧失，遇事依赖性强，等等。

蜜罐里的小公主，温室里的小花朵。小花人如其名，真是一朵经不起任何风雨的小花。现在的她正坐在办公室的沙发上，左手抱着纸巾，右手一张一张地抽出来擦眼泪。那眼泪就像断了线的珠子一样，"吧嗒""吧嗒"地落个不停。

为什么会这么委屈，原因其实很简单，因为一个误会，被领导说了两句。虽然最后领导在得知真相之后当着全公司员工的面向她道了歉，但小花还是觉得自己受了天大的冤屈，一边哭一边哽咽地自言自语：不干了，不干了，我回家去！

这才上了三天班就想辞职回家，领导根本就没说什么重话啊！同办公室的小张仿佛看外星人一样看着小花，同时打开了电脑上的资料库，调出了小花的履历表。

市重点小学，省重点中学，名牌大学，三好学生，优秀学生……一连串带着光辉的履历展现在眼前，小张不明白，为什么在如此优秀的环境下成长起来的小花，居然这样不堪一击。

记得三天前小花刚来上班的时候，表现得是那样的好：大方得体的穿着，如阳光般温暖的微笑，一丝不苟的工作态度。怎么受了这么点冤枉，就仿佛是天大的冤屈一样？

小张不理解，小花的心里也充满了疑问：从小到大，我都是家里的小公主，亲朋好友都围绕着我，我说什么就是什么。我一直是最优秀的，那么多人都喜欢我，为什么领导还要冤枉我呀！

看似优秀的小花为什么会有这么脆弱的心，原因在于她从小到大没经历过什么风雨。就像一只雏鸟，如果从小就在父母的羽翼下生长，那它便失去了搏击长空的能力，当父母离去，它要么饿死，要么成为猛禽的口中食。

小花从小在优越的环境下长大，从不知生活的心酸，不知道人心的险恶，不知社会的残酷。风和雨在她的眼中都是浪漫的，霜和雪在她的眼中都是美丽的，眼泪于她而言是梦幻般的倾诉，劳累对她来讲只在过度游戏之后才会产生。

人的成长便如小鸡破壳。坚硬的蛋壳不可能一下就被啄开，小鸡经过无数次的努力，才能从蛋壳中走出来。可若是人为地把蛋壳打碎，小鸡要么会因早产而亡，要么会因身体太过虚弱而被大自然淘汰——没经过锻炼，便没了生存的能力。

巴尔扎克说过："苦难是人生的一块垫脚石，对于勇敢的人是一笔财富，对弱者则是万丈深渊。"一个人不能学会承受挫折，是不可能在社会中立足的，而"蛋壳心理"的人，也多半会被竞争者淘汰出局。所以，我们应当试着去品尝甜蜜生活中的一点"苦"，并且仔细咂摸其中特有的滋味，从中汲取经验教训，加快自己的成长。

大学毕业后，董雪顺利地来到一家小学成为一名语文教师。面对着这份让同学艳羡的稳定工作，董雪却没有任何感觉。刚刚走出校园，董雪感觉很多不适应，比如难缠的学生家长，每天必需的备课，等等，就连老教师的指导她都当作是别人"多管闲事"。

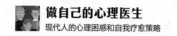

一次，董雪因为无故迟到被校长在大会上点名批评，自尊心受到严重挫败的她散会后将辞呈拍在校长桌子上，潇洒地甩甩头发离职了。

辞去工作的董雪每天都在各大人才招聘市场中跑来跑去，连连吃"闭门羹"的她终于意识到，社会并非和自己想象的一样。于是，董雪认清现实，她开始有目标地调整自己的计划。董雪先是降低了"门槛"，不把目光一味地盯在中层职位之上，她决心从底层做起，一点一点去努力奋斗。

不久，董雪通过了某家广告公司的测试，成为一名文员。在工作中，董雪需要与形形色色的客户打交道，有时候她也会感到委屈，感到失落，但是她都会用从事小学教师的那段经历来告诫自己："忍住，调整心态。"

如今的董雪"长大了"，她这样评价自己："以前的我内心脆弱、敏感，就像一粒浑身棱角的沙砾不知天高地厚地钻进蚌壳中。随着时间的推移，这颗沙砾逐渐被磨得圆润，最终在蚌的帮助下成为一颗闪闪发光的珍珠。"

"蛋壳心理"曾经让董雪在职场上走了弯路，随着阅历的增加，董雪慢慢成熟长大，终于可以独自面对一切，成为一名合格的职场人。

"蛋壳心理"很容易让个体变得困扰和混乱，心理专家认为，"只有一个人在心理上进行自我统合之后，个体内部心理活动和外部环境才可以得到整合和适应。"一次不成功的"自我统合"，会在一定程度上阻碍人格的健全发展，个体的心理活动与环境表现得不平衡和不稳定。倘若将这些"心理毒素"淤积太久，很容易跨越心灵的危险地带。如果出现"蛋壳心理"之后没有加以引导，很可能会为此酿成灾难。每个人的承受能力都不同，倘若超过心理极限很容易令"蛋壳"碎裂，害人害己。所以，每一个人都要学会独立面对生活，遇到打击和挫折显示出足够的心理承受和应对能力，用强大的意志和精神在竞争激烈的社会中占有一席之地。

情绪便利贴

　　为了避免因为"蛋壳心理"导致走向深渊的恶性事件发生，我们应当为自己的心灵寻找一个出口，学会加固"蛋壳"，让内心强大得坚不可摧，从而消除发展道路上的隐患。

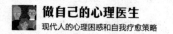
成功没有模板，模仿只会让人陷入进退维谷的地步

诗人但丁在诗中说过："成功就是成功，它没有一个模型让人尽情享用。"也就是说尽管成功的结局都是完成了目标，但是其中的过程却大为不同。举一个非常简单的例子：坐在苹果树下的牛顿被一个熟透的苹果砸中了头，随后受到启发发现了著名的万有引力定律。换个角度去思考，倘若想有所发现，有所突破，能不能去学牛顿坐在苹果树下守株待兔地等候天上"降下来"苹果？这种做法当然是行不通的，而且如此效仿的人也会被大家视为笑话。

这是一个关于老师和学生的故事，故事的主人公是一位老师和两位学生。

高考在即，整个校园里弥漫着一股异常紧张的气氛。有一天，男生拿着一本书找到了老师，提出能不能按书里说的方式去安排自己的复习时间。老师拿打开书，看到了这样一个故事：

曾经有一个学生，他天资聪颖，活泼好动。在备考期间，他主动向老师和家长提出要自主安排时间复习。于是他每天上午学习，下午去打球、游泳减压，晚上再看上一小会儿书以保证充足睡眠。这样一来，他的内心毫无压力，感觉高考与平日考试的意义差别不大，只不过是检验一下学习成果。轻松上阵的他一举夺魁，成为当年响当当的省级文科状元。

看着男生异常期盼的眼神，老师点头答应，并把这个故事讲给了全班同学，告诉大家可以尝试着去安排自己的时间，期限以10日为准。10天之后，若是效果较好，那么可以继续这种方式，若是谁没有达到预期效果，就必须按着老师安排的方式学习。

得到了老师的应允，男生非常激动。他当时便做了计划，完全按照书里的那个天才的方式，上午学习，下午玩球，晚上游泳，每天还要看一会小说才睡觉。他的压力真的像书里说的那样没了，但成绩却开始下降了。

班里有个聪明的女生，她听了老师的话，开始按照自己的特点去安排时间。因为她生性恬淡，喜欢安静，便把复习功课的地方放到了一个人迹罕至的小花园。她每天在这里复习5个小时，然后回家以帮妈妈做家务来减压。

在之后的时间，她会抽出一部分时间来帮其他同学温习功课，这样有说有笑着学习，不但帮助了同学，还使自己的基础更为扎实。每天晚上她都会为爸爸妈妈做一个菜，用这种方式表示她的自信，让父母不再过多为她的成绩担心。这样一来，家里一直密布的紧张空气也烟消云散了。

十日之后，男孩习惯了每天"疯玩疯跑"，根本就没了学习的心思。而女孩的成绩则直线上升，连带着那些被她帮助的同学，成绩也都好了很多。男孩很郁闷，他问女孩是如何成功的收住了爱玩的心。

女孩说："玩是我们的天性，爱玩是我们所有人的毛病。书里的主人公虽然用这种方式来自我减压，但那是因为他有足够的头脑，只学习4个小时就等于我们8小时的努力。况且他的心思不在于玩，而在乎放松。我们可以效仿他，但不能照搬照抄，因为我们和他的情况不同。我之所以没有像你一样，是因为我根本就没想着如何去玩、玩什么，我想的只是让身心放松些，想的只是让身边的人都不那么紧张，多帮助他们，紧张空气便没了，这时我们就再感觉不到那么大的压力了。"

听了女孩的话，男孩恍然大悟。他马上按自己的实际情况重新设定了学习方案，没过多久，他的成绩也提升了。同时，班里的其他同学也在他们的帮助下提高了不少。那年高考，他们班的总体成绩是全校最好的。

古代有位美女叫作西施，她的一举一动，一笑一颦都是那么的美丽。有几天，西施因为身体不舒服，频频蹙眉。在众人眼中，西施的美丽并没

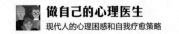

有为此减轻几分，反而感觉她病态的美丽更加惹人怜惜。

一个叫作东施的人非常仰慕西施的美，她总是不停地模仿西施，希望自己因此会变得更加漂亮些。看到西施蹙眉的样子，东施照样模仿，可是令她没想到的是，大家非但没有觉出她的美丽，反而用"东施效颦"来嘲笑她。

每个人都渴求成功，面对市面上琳琅满目的"成功宝典""成功秘籍"，我们应当有所思考，而不是照单全收。男孩之前的行为就是东施效颦，但他的命运却比东施好了很多，因为他得到了女孩的提点。而那些没人帮助，只能靠自己拼搏的人们，成功于他们而言，更是实打实的来之不易。他们的成功，除了掺杂了血汗，还有执着和智慧。

张平宜是著名的记者，2011 年，她被评为 2011 年感动中国十大人物之一，原因是她对凉山彝族自治州大营盘麻风村小学的孩子们付出的一切。

大营盘是中国众多麻风村中极其普通的一个。1999 年，张平宜为了完成采访任务来到了这里，在这里，她看到了那些连最基本的温饱都解决不了的可怜的孩子们，他们是麻风病患的第三代子女。

衣不遮体、食不果腹的孩子们深深触动了张平宜的内心，她决定为这些孩子们做些什么。有人为张平宜出谋划策，若是能动用媒体和社会的力量，为孩子们募捐大量的物资，这样就能解决孩子们的生存问题。

但张平宜的想法并不是这样，她不像传统的慈善者们那样想，她觉得，光给孩子们吃、喝、玩，最多也只能让孩子们像城市里的孩子一样有个还算完整的童年。但当他们长大以后呢？这时候朋友又说了，如果给他们建立一所希望小学，便给了他们知识。

希望小学建好了，希望初中建好了，但张平宜并没有停止对希望的建立。她觉得：孩子们受到了初中文化的教育，表面上看来已经可以了，他们可以到社会上去生存了。但也只是在这个层面去生存，只是给了他们赚一份辛苦钱的能力。

张平宜要的是孩子们能真正在社会上立足，真正在残酷的世界拥有完全属于自己的一席之地。于是，她建立了职业培训基地——从小学到初中，从职业培训到就业安排，张平宜用她的汗水、执着和智慧为孩子们建立了一条真正的道路。

张平宜成功了，但她的成功并不是照搬照抄前人的经验，而是据实而定的新智慧。她并没有急于求成，没有直接为大营盘的第二代创造就业机会。那样虽然能短期解决大家的生计，但想彻底解决大营盘的未来，还需要很长的时间。所以她选择了更适合的办法，直接去改变第三代大营盘人的命运。这样虽然做起来烦琐了很多，但起到的效果却并不是前人的经验和寻找捷径可以媲美的。

为了早日到达成功的彼岸，很多人处心积虑地去寻找捷径，希望别人的成功经验对自己的有所帮助。中国有句话叫作"取其精华"，在汲取"精华"的过程中，我们要用审判的眼光去看待事物，清楚地明白适用于他人的成功经验并不代表每个人都可以适用。我们应当全面了解自我，从自身实际出发，在他人成功经验的基础上为自己量身定制计划、目标，并且为之奋斗。

情绪便利贴

如果你想尽快成功，效仿"成功书"很可能会令你与初衷背道而驰，渐行渐远。明智的人要审时度势，根据自身需求去创造独特的"自我"，最终取得专属于自己的成功。

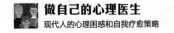
强势而尖锐的外界信息，刺痛了谁的心？

很多时候，我们会感到无助彷徨，甚至莫名其妙的失落。追究其原因才发现，在不知不觉中，我们被各种各样的信息所左右，其中包括那些强势而尖锐的种种事件。在各种因素面前，我们该怎么做？是任由负面情绪干扰自己的生活与工作，还是试着让自己坚强，忍痛拔掉心中的那根"刺"？相信大家都会选择后者。

丁日佳是某公司的项目经理，最近他与乙方正在共同合作一个项目。

乙方公司资历雄厚，这次选择丁日佳所在的公司颇有"不得已"的意味，总会摆出高高在上的姿态，自然没有把丁日佳这个项目经理放在眼里。

"丁经理，我觉得项目财务制度需要改善。"乙方财务总监向丁日佳说道。

"项目进度有些延缓，你们甲方的责任很大。"乙方经理不分青红皂白地指责丁日佳。

起初丁日佳为此十分苦恼，因为双方早就在项目开始之初进行了充分沟通和协商，并且共同制定了方案。很显然，乙方将所有的问题和矛盾一股脑地推到丁日佳这里，不但不想办法解决，反而有"落得个清闲"之势。

该怎么办呢？丁日佳为此愁眉不展，面对对方强势的态度和不配合的架势，他非常头痛。丁日佳从每天睁开眼睛的那一刻起，就开始发愁，生怕对方今天又会有什么新花样来"刁难"自己。

苦恼的丁日佳该怎么做呢？很显然他的内心被外界信息所刺痛。任由对方这样下去，项目肯定不能如期完工，丁日佳应该怎么做？

连日的苦恼使丁日佳不胜其烦，他想起了某个多年以前的好友，似乎他现在是位成功的商界精英。在一个阳光灿烂的夏日的午后，丁日佳见到了这位朋友。

"你能左右全局吗？你是掌控者还是执行者？你是对弈的棋手还是棋盘上的棋子？"听了丁日佳的描述，朋友这样问他。

"我只是个部门经理，其实就是个打工者，自然不能左右、不能掌控，我只是颗棋子。"

"棋子就要有棋子的姿态。棋子是被人摆弄的，既然有人为你安排好路线了，你为什么不好好享受这份理所当然呢？"

"可是我受不了对方的颐指气使和百般刁难。"

"合作的目的是什么？是争执负气，还是双赢共荣？"

"当然是为了利益，所以我才能一直忍受着。"

"你的目的是为了公司的利益和自己的利益而拼搏，并非为了和对方生气而工作。既然目的是前者，你做的事情也都在前者的涵盖范围之内，你又何必把无关紧要的愤怒挂在心头呢？"

丁日佳沉默了，他似乎明白了什么。

"同样的问题有不同的解决方式，面对指责，若是错了，便坦然面对，及时改正。若是误会，简单解释几句，对方明白了便皆大欢喜，对方若还在坚持己见，你便用智慧去解决这些问题。生气，有意义吗？"

对于可以改变的问题，那就努力去改变。对于无力扭转的局面，与其被动地和现实对着干，倒不如顺其自然地享受。这就是生活的哲学。若是因为自己不能接受的信息而乱了阵脚，最终不论谁是得到利益者，自己肯定都是那个最大的输家。

对于一些大中型城市来讲，求职应聘的门槛是越来越高。十五年前要求中专以上学历，十年前成了大专以上，五年前要是不拿个本科毕业证都

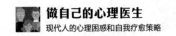

不好意思应聘，如今的本科只是个最低的门槛。

不知是谁规定了学历与能力必须成正比，很多被外界信息乱了头脑的企业都觉得没有学历便等于没有能力，因此他们丧失了很多招聘到优秀员工的机会。而聪明者如陈先生，便是那为数不多的成功企业家之一。

陈先生的公司可以说是电商行业的"带头兵"，仅有中专学历的他，通过十多年的打拼，从当年的身无分文，到如今坐拥十亿资产。他的成功并非偶然，这从他的招聘风格便能看出：五年前，陈先生把公司开到了北京，除了公司的原班人马，他准备再扩大招聘一批实力强的"战士"。

招聘开发部经理这一职位的时候，陈先生亲自到人才市场坐镇。看着旁边的其他商家都挂着学历要求的牌子，陈先生特意要求秘书做了一个大大的红色横幅，上面写着：只重能力，不看学历，你有实力，我便给你权利！

横幅一挂出，很多原本在外围垂头丧气的应聘者都眼睛泛出了光芒。在众多的应聘者中，一个相貌不甚出众的小伙子吸引到了他的注意力。因为他的简历上写着：大学辍学，自主创业。下面是那个男孩如何在上大学的时候辍学，用学费自主创业的故事。虽然最终他失败了，但陈先生决定给他一次机会。

事实证明，陈先生的选择是正确的。多年后，小伙子已经成了陈先生的最佳拍档。他给了小伙子这样的评语："胆识、智慧、行动力和姿态，这是我当年看上你的原因。你有胆子，所以敢辍学。你有智慧，只是因为当时你的眼光不高，所以选错了创业的项目。你有行动力，能一如既往地坚持自己的梦想和目标。你还有你的姿态，并没有因为被人多次拒绝而沮丧，你的脸上始终洋溢着自信的笑容。所以，我才给了你现在的位子！"

所以说，在强势和尖锐的外界信息面前，我们所要做的并不是那个娇

滴滴的"待宰羔羊"，而是要用自己强大的内心来散发足够的个人魅力，
用积极、上进的态度来征服每一个人，成为生活中真正的强者。

情绪便利贴

　　如果把某些外界信息形容成一根"刺"，那么可以将"刺"扎
进心上的人只有一个——自己。很多时候我们不能左右客观因素，
可是我们却可以通过强大内心的方式来改变自己。

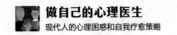

意志力低下，让你无法挺立的最大原因

中国古代先哲孟子曾经说过："天将降大任于斯人也，必先苦其心志，劳其筋骨，饿其体肤，空乏其身，行拂乱其所为，所以动心忍性，曾益其所不能。"他用形象的话语清晰地向人们阐述了这样一个道理，人的意志力非常重要，如果想要达到自己的目的，就必须依靠坚强的意志力、顽强拼搏的精神、端正的心态和良好情绪，只有这样才能在前进路上披荆斩棘克服一切困难。

"明天，明天我一定要早起去锻炼。"谁都数不清楚这是高佳铁第几次下决心要运动了。

三个月前，在公司体检报告单上，年纪轻轻的高佳铁已经进入"三高"的行列——血压高、血脂高、血糖高。因此，医生建议高佳铁每周必须进行三至四次的体育运动，通过锻炼来提高他的体质。

起初，高佳铁听从医生的建议，每天都会抽出半个小时的时间去慢跑。可是不到一周，高佳铁就有些坚持不住了，他开始不断为自己找理由和借口，比如说天气不好、工作繁忙、状态不佳等等。

就这样，他的运动计划一直没有坚持，而是"三天打鱼，两天晒网"。在体检复查中，与高佳铁情况相同的很多同事都通过有计划的体育锻炼大大改善了自身健康状况，只有高佳铁的"三高"指标依然"高居榜首"。

"明天，明天无论如何我也要运动了。"高佳铁看到体检报告单，嘴里不停地重复开头的那句话。但是，谁也不知道明天早晨 7 点的他是在床上，还是在跑道上……

意志力是人格中的重要组成部分，对人的一生有着重大影响。故事中的高佳铁希望身体状况通过锻炼得到改善，但是他却忘记要想获得健康必须要有意志力作保障。

心理学家认为，意志力既可以成为人类行动的助推力，也可以左右个体的行为。倘若一个人要想取得成功，仅凭极大的决心是远远不够的，它需要在决心、行动的力度和耐久性等综合行动中体现出来。然而，这个过程不但体现了意志力的能动性，而且也成为引导个体自我心理的行为。

这是一个看似不可能完成的任务，但是寇文安带领着自己的团队保质保量地如期将它完成了。在众人惊讶的目光中，寇文安和团队成员自豪地笑了。

总公司临时下达任务，要寇文安所带领的销售团队在短短一个月的时间内完成三百万的销售额。要知道，如今销售市场不景气，很多团队一个季度的业绩也只不过在两百万左右，在一个月的时间卖出三百万的货物简直就是天方夜谭。

接到任务书，寇文安的团队成员怨声载道，大家纷纷打起了退堂鼓。就在这个时候，团队"主心骨"寇文安坚定地说："只要我们努力，就一定可以完成。"随后，他开始有条不紊地分配任务：

"小A，你对一线市场比较熟悉，给你三天的时间深入销售市场进行调研。"

"小B，你沟通能能力较强，与客户的前期沟通就靠你了。"

"小C，你这小子鬼灵精怪的，加班加点拿出一套新颖的销售策划方案吧。"

寇文安将工作详细划分为多个小目标，并且将其明确地指定给团队内的每一个成员。除此以外，寇文安将各位同事的日常进程和完成情况都详细地记录在办公室内的记事板上，这样一来工作完成到哪一步，有什么需要解决的事项便一目了然。

这是一项极其艰难的"攻坚战"，但是在寇文安的带领下，诸位成员却将这块"硬骨头""啃得"津津有味。到了规定的日期，寇文安以及全体团队成员不仅顺利地完成了既定的销售业绩，并"不可思议"地超额完成任务。面对总公司的嘉奖，寇文安和同事们笑得极其开心。

美国罗德爱兰大学心理学教授普洛斯将实现目标分为了"抵制—考虑—行动—坚持"四步。普洛斯教授认为，如果你能够很好地完成以上四个步骤，那么距离成功就会越来越近。事实的确如此，寇文安带领他的团队正是经历了上述经历，才出色地完成了工作。

俗话说："意志力创造人。"每个人都是一座取之不尽用之不竭的神奇宝库，只有在意志力的指导作用下，这座宝库才能彰显出无法估量的自身价值。通常，意志分为准备阶段和执行阶段。第一个阶段需要大脑发出特殊指令，从而在思想上明确行动动机，确定行动目标，直至行动结束。第二阶段则是需要克服困难，用实际行动去克服重重阻力。

对于一个目标的完成来说，这两个阶段是相辅相成，缺一不可的。除此以外，意志力和个体意识、情感活动紧密连接。和谐的情态特征可以为意志力提供保证，反过来明确的理想也能够符合个体生动的想象内容，从而转化成为意志力行动。

综上所述，对于每一个艰难的决定或者每一个需要克服的障碍，我们都要唤起内心坚强的力量，并且将其应用于积极向上的目标，最终做到克服惰性，把注意力集中在当前与未来，积极投身实现目标的具体实践中，坚持到底，顽强拼搏。

情绪便利贴

日常生活中，我们可以有意识地去锻炼自己的意志力。例如通过意志品格的训练让最终意志状态保持适宜的强度。这样一来，不仅令心理的积极性有所加强，在这个过程中也加强了克服内心脆弱的种种障碍。

被操纵的人生，永远无法获得强大

但丁曾经说过："一个人困在绸被之下绝对不会成名。他们只会无声无息地度过一生，好比空中烟，水中泡，在地球上的痕迹顷刻消灭了。"据报道称，美国前总统的独生女艾米为了挣零花钱，从 14 岁便开始打工；芬兰总理的女儿每个月只能在父母那里拿到她日常所需费用的三分之二，其余部分需要自己打工补足。他们都是通过自身的努力去成就自己的生活，而不是成为人生的傀儡，让自己的一举一动都被他人"牵着线"生活。

莎士比亚出身于英国一个富商家庭，在家中他可以过上衣食无忧的生活。然而对此，莎士比亚并不满足，他认为被别人操控自己的生活是一件"可耻的事情。"

为了显示自己的存在价值，莎士比亚 13 岁便帮助父亲打理生意，16 岁独自外出谋生。他初来伦敦的时候，身无分文，过着吃了上顿没有下顿的艰苦生活，这与家中"饭来张口，衣来伸手"的生活形成了鲜明的对比。然而，莎士比亚并没有因此退缩，他找到了一份马夫的工作。尽管工作低贱，收入微薄，可是莎士比亚做得有滋有味。后来，人们发现莎士比亚头脑十分灵活，便让他去剧场跑跑龙套。再后来，莎士比亚在舞台动作方面显示出独特的天赋，剧场便试着让他改写剧本。就这样，莎士比亚一步一个脚印地向着自己的梦想前进着，终于成为世界上伟大的戏剧学家、文学家。

拿破仑曾经说过："一个人应该养成信赖自己的习惯，即使在最危急的时候，也要相信自己的勇敢与毅力。"莎士比亚是成功的，他不满足在

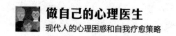

父亲的庇护下生活，而是想通过自身独立去获得美好的人生。

"我的人生我做主，凭什么我要受你们掌控，那还是我自己的人生吗？"郝娟再一次大声对父母怒吼。原因是父母再一次擅作主张，为郝娟做出了选择。不同于以往的上学、就业，这次父母为她选择的是老公，那个要在后半生一直陪伴她的男人。

那个男人没什么不好，学历高、工作好、有涵养，又高又帅又爱干净，这简直就是大多数女人心中的白马王子啊。可郝娟就是不喜欢，按她自己的话说："他不是我的菜。"父母奇怪了，找个好男人就能幸福一辈子啊，还什么"菜"不"菜"的啊？

"我自己选择一次，不好吗？"郝娟的脸上还挂着泪，委屈地看着父母。

"你自己选择的了吗？你还小，看人的眼光哪有我们独到？"父亲语重心长。

"爸妈又不会害你，这样都是为你好啊！"母亲苦口婆心。

"爸、妈，你们能一辈子陪着我吗？"郝娟不哭了，开始心平气和地交流。她早就想说这些了，今天正好是个机会。

"当然不能，所以我们才要选一个我们放心的人来照顾你。"

"万一将来他变心了，怎么办？"

"……"父母不知如何回答。

"那时候我会怪你们，是你们帮我选的。"

"可要是你自己选的，万一你也后悔了呢？"

"那我自己选的，只能怪我自己，就算最后失败了，会有遗憾，我却不会后悔。"

"你是不相信我们的经验和眼光吗？"

"相信，完全相信。但我想自己做自己的主，我可以把我的一切交到你们手上，却不可能让第三个人来操控我的命运。我只有这一辈子，听你们的话是我应尽的孝道，但我也要有自己的选择，我觉得我有过我自己想要的生活的权利，不是吗？"

父母恍然大悟，此时他们才真正意识到孩子已经长大了。接下来，他们不再为相亲的事情争论，而是达成了新的共识：郝娟对一切问题都有自主权，父母有建议权，最终决议以投票为准，票多者胜。父母分别持有两票，郝娟有三票。

从郝娟的故事我们看出，如果想要真的变得强大，除了应有的强势和固执，还要有必需的智慧。郝娟用最简单的方式解决了和父母的争端，一面取得了自己应有的权利，同时也让父母感到了欣慰。

"路要靠自己走，才能越走越宽。"这是居里夫人的名言。在世人的评判角度中，居里夫人是成功的，但是居里夫人却有自己的评判方式。在晚年时，她曾经说过："回顾我这一生是否成功，并不是在于别人赋予我多少掌声和奖杯，而是在于我完成了多少既定目标。"的确，每个人都有目标，并为之去努力奋斗。

然而成功之路并非一帆风顺，总是会不自觉地将舵手这个重要位置拱手让之于他人，在他人的操纵下，我们总会受制于人，被他人左右。而所操纵我们的也许是外界环境，也许是客观因素，也许是自身那不受控制的心态和情绪。所以，想要有所作为，就要让自身强大起来，成为自己真正的主人，成功地做到"我的人生，我做主。"

情绪便利贴

在人生的旅程中，我们需要紧紧地将心态、情绪掌握在自己手中，从而真正地做到自我掌控命运。所以，我们每个人必须要学会如何调整心态和情绪的方法，最终成就强大而完美的自我。

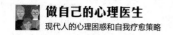
选择遵从你的内心，你在害怕什么？

我们时常会听见这样的埋怨声："本来我是想这样做的，就是你偏要那样，你看搞砸了吧。"初听此抱怨，我们会认为他人的责任稍微大些，可是仔细咂摸一番，为什么自己的选择会被他人所左右？我们又为何不能坚持自己的决定呢？

小童和小七马上就要毕业，毕业作品设计也就成为他们最关心的内容。倘若毕业作品不过关，则意味着他们四年的大学生涯将会延期结束。按照规定，毕业生每人要独自创造一幅作品，此外还需要两个人结组共同创造另外一幅毕业作品。

很长一段时间内，画室灯火通明，同学们都在为自己的毕业作品而忙碌着。小童和小七是班内的尖子生，他们两个人不费吹灰之力便完成了自我作品，且作品立意新颖，画面布局饱满，已经获得了毕业指导老师的肯定。

接下来，小童和小七所要完成的就是共同创作作品。尽管两个人都很优秀，可是他们合作之后却出现两个不同的构思方向，一个拼命地向这边用力，而另外一个却死命地向相反的方向拉。

在这场持久的"拉锯战"中，两个人各执己见，现场呈现僵局。最终，小童服从了小七的构思，不情愿地进行创作。可是在老师审视两个人最初的构思稿件时，惊讶地说："小童你的构思明显略胜一筹，为什么不能继续坚持下去呢？"

听到老师的话，小童很是懊恼，他一个劲地问自己："是啊，我为什么不能坚持自己的选择呢？"

尽管小童遇到了烦心事，但是两个人的毕业设计还是如期完成。这样看来，他们遇到的只是单纯的一件事情。可是，走出象牙塔走向社会的人们所遇到的事件却比这些复杂得多，在内心的交叉路口，我们是应该坚定选择往左走，还是随波逐流向右走呢？王子涵用实际经历告诉了大家他的选择。

王子涵所处的采购部被大家看作是出了名的"肥水部门"，因为采购部门手里掌握着购买实权，也有自主分配资金的权利。

刚进入部门，有同事便将王子涵神秘兮兮地叫到一边，说："兄弟，以后跟着大家做，肯定有你好果子吃。"初涉职场的王子涵着实听不懂同事的这番话，只会傻乎乎地点头。

王子涵在部门中负责申报票据的工作，他发现同事们送上来的票据总是跟采购实物不相符。每当王子涵向同事询问求证的时候，他的手里就会被塞上几张购物卡或者电话卡，随后同事示意让他不要再追究。

为人正直的王子涵尽管得到了"好处"，但是内心却备受煎熬。为了疏解心中的苦闷，他约上三五好友借酒消愁。在酒精的麻痹下，王子涵痛哭流涕地说："从小到大，父母一直在教导我要做一个公正、公平的人，可是现在的情形让我很为难。如果把这些事情'捅'出去，我就会成为众矢之的，很可能丢掉这份来之不易的工作。如果我昧着良心做下去，公司就会流失大量资金，这让我心痛不已。"

看到王子涵的痛苦模样，好友拍怕他的肩膀只说了一句话："哥们，坚持做你自己吧。"

第二天，王子涵鼓起勇气走进了总经理办公室，将他在采购部的所闻所见一一说出。走出经理室，王子涵感觉心情异常轻松，丢掉压在心中"大山"的他格外兴奋，因为不管结局如何，他已经成为胜者。

王子涵是好样的，在种种诱惑面前他能够坚守自己的立场，恪守做人信念。有些时候，我们要学习王子涵的勇气和自我选择的决心，避免人生

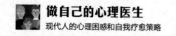

中无谓的动荡与彷徨。

心理学家通过研究发现，经常处于敏感状态的人内心极其脆弱，他们遇事犹豫不定，很容易受到其他因素的干扰；相反，内心强大的人多数表现出自信、乐观、积极的情绪特征，遇事懂得有所思考，有所选择，强大的信念就像中流砥柱一般抵御着各种外界的侵袭。与前者想比，后者在人生道路上的步伐更加坚定，做事讲究策略，懂得调整心态驾驭情绪，成为生活真正的强者。

情绪便利贴

　　遇事畏首畏尾，彷徨无助，如同水中浮萍随波逐流的人很难成就一番事业，因为在外界各种所谓的规则面前，他不能审时度势找准自己的方向。所以，人生舞台的主角只有我们自己，只要自己强大起来，就可以站在舞台中央散发耀眼的光芒。

深渊面前，你未必非要逼自己往下看

在人生的道路上，既有坦途大道，也有荆棘小路。有人在困难和失败面前昂首挺胸，用实际行动将种种负面情绪潇洒挥去；而有人在棘手的问题面前怯懦、脆弱，反而成为前进路上凭空增添的"绊脚石"。美国哲学家温尔丁顿说过："站在悬崖边上的你可以选择后退一步，而非一味地紧盯着深渊，将自己吓成一只瑟瑟发抖的无用老鼠。"

生活中，我们都不想成为"瑟瑟发抖的老鼠"，而是成为强者。然而，成为强者还是弱者，所有的决定权都牢牢掌握在自己手中，关键在于你如何去思考，如何去行动。

"倒霉啊！"朋友聚会的时候，董旭痛苦地把自己"扔"到了沙发上，对朋友们大声抱怨着。

"得了吧，您这三十岁的上市公司的老总，还有啥倒霉的？就算您倒霉到家了，瘦死的骆驼也比我们这些小马大啊！还跟我们诉苦……"朋友打趣道。

"你以为我还没倒霉到家啊？还老总，我这马上就要'千里江山付诸东流'啦！"

"不会吧，怎么了？"朋友意识到问题的严重性，不再调侃了。

"这两年的市场竞争非常激烈，公司的业绩一天不如一天，我真怕辛辛苦苦打拼下来的事业毁于一旦啊。"

"有那么严重吗？我听说你们不是一直在着手整改吗？"

"是在整改，可是我害怕啊，你说万一我要是失败了，那可就彻底完啦！"

"你知道未雨绸缪去整改，怎么就不知道'唇亡齿寒'呢？你就是那个'唇'，员工就是那些'齿'，你这天天喊'倒霉'，员工怎么安心工作？"

听了朋友的话，董旭吓出了一身冷汗。是啊，公司现在还没走到末路，虽然前路迷茫，但在迷茫中也不是没办法寻道一条生路。在还没到最后的时刻，自己倒下了，这样让员工们怎么拼搏？公司还怎么起死回生？

若非朋友一针见血的提醒，董旭的结局不知如何，若公司真的倒闭了，那么都是因为他的自怨自艾一手造成的。和他不同，贾晓茹只不过是一个平凡女性，尽管家境不好，但是她却把家庭打理得井井有条，小日子过得有滋有味。

贾晓茹与男友是校园伉俪，毕业之后两个人都顺利地找到了工作，并且像燕子衔泥一样一点一点用心去布置专属于他们两个人的甜蜜爱巢。

天有不测风云，正在上班的男友突然昏倒在地，经医生诊治发现身患白血病。对于男友的病，唯一的方法就是骨髓移植，可是在茫茫人海中找到合适的配型如同大海捞针，更何况两个刚毕业的小情侣一时之间难以筹集巨额的手术费用。

面对现状，男友忍痛向贾晓茹提出分手，希望她能够再去寻找一份幸福。面对男友的提议，贾晓茹含泪拒绝了，她说："都说夫妻本是同林鸟，大难临头各自飞。可是我却不这么看，只要有爱，就没有什么难以克服的事情。"

经过媒体的报道，贾晓茹与男友不弃不离的爱情故事感动了很多人，大家纷纷为他们捐款捐物，希望尽自己微薄之力去帮助贾晓茹渡过难关。另外，一家婚庆公司得知两个人婚期将至，免费为两个人量身制定了一场梦幻婚礼。当贾晓茹身披圣洁的白纱与丈夫在婚礼进行曲中进行爱的宣誓时，两个人甜蜜地笑了。

如今，贾晓茹一面积极地为丈夫寻找合适的配型，一面每天为其煲汤补充营养。在那个不大的房间里随时充满着欢声笑语，在贾晓茹的照顾和鼓励下，丈夫的精神出奇的好，他坚信奇迹一定能够出现，他与爱妻一定可以白头偕老。

贾晓茹和丈夫面临人生中所谓的"灾难"，但是在此面前他们并没有妥协和退缩，而是直面现状积极寻找突破口，期待着奇迹的发生，两个人乐观的情绪和乐观的心态值得每一个人深思。

"人生不如意十有八九"，在不顺心、不如意的事情面前，我们应该学会理性对待，而不是盲目恐慌、害怕甚至绝望。要知道，深渊面前我们可以用智慧来寻找其他出路，而并非紧盯深渊，令自己变得手足无措。

情绪便利贴

拿破仑说过："失败是每一个人必经的旅程。"既然如此，我们应当将任何一个困难都看作是生命的历练，而非难以逾越的"坎儿"。要知道，鸟语花香是人生中美丽的风景，而黄沙漫天也可以彰显粗犷之美。不要把目光紧盯着深渊，放眼望去，也许成功的曙光就在前方不远处。

第七章

九型人格

从心理学的角度看人生

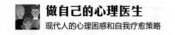
内驱性人格：内向不等同于自我封闭

性格内向的人，不太愿意积极主动地与外界交往，只愿活在自己的世界中，他们总是一个人进进出出，不懂得与其他人往来。他们善于思考，并且喜欢观察周围的事物。

性格内向的人，他们认为受到外界的刺激越少越好，一般在工作与生活中经常处在被人支配的地位，受了委屈也不敢表达出来，总会在自己的身上上演"人善被人欺"的惨剧！由于性格过于懦弱，又长期受到这种生活状况的压迫，自信心似乎成了奢侈品，他们觉得自己什么事都做不好，不敢拿主意，更不敢提建议，但是又担心别人看不起自己，胆小、自卑的特征会越来越明显。如果性格内向的人能够勇于尝试，用自己纯朴、温和的性格优点去帮助同事、朋友解决一些小的困难，主动去观察大家热聊的话题，融洽的气氛会在不知不觉中高涨，这会有利于内向者生活品质的提升。

一个心理学家曾经观察一位性格内向的人，他发现，这种性格的人完全沉浸于自己的世界，从表面上看他对于自己的亲属没有过多的依恋，他甚至想把自己封存起来，不想去面对同事，也不想与父母谈心。他每天到家唯一喜欢做的事情就是坐在床上发呆。

心理学家问他："你坐在床上想什么事情？"

他说："坐在床上，有种逃离的感觉，单位为什么要求每个人每周都要讲述一个励志故事？为了这个故事，我要从这周励志故事讲完后就开始准备下周的，在演讲之前，我会脸红心跳，睡不着觉。"

"哦，原来你一直在顾虑这件事，那你为什么如此紧张？"心理学家说。

"因为，我不想受到别人的嘲笑，虽然我一直承受着这种痛苦，他们在背地都叫我'闷葫芦'，其实，我也有很多想法，也想与他们做朋友，但又担心他们嫌我笨，我又不会说漂亮话，所以一直羞于出口！"他默默地说。

心理学家笑了："你看，你现在就做得很好，你对我不是畅所欲言了吗？"

"可我们是医患关系啊，我当然要对你言无不尽了！"他有些着急了。

"其实，什么关系并不重要，重要的是你的心态，你虽然性格内向，不善言辞，但是不要忽略，你也有很多优点，真诚、做事认真、懂得思考，相信你的同事也会看到这些，也许他们也想与你做朋友，只是觉得你这个人冷漠，而不愿主动与你接近，如果你能突破自己，主动与他们聊天，你的朋友会很多。"心理学家继续说。

第二天，这个性格内向的人下班回到家，情绪明显不一样了，他告诉心理学家，他试着与已婚的同事聊孩子，试着与热恋中的女孩谈幸福，原来同事之间的相处，并没有他想象的复杂。这一天过下来，他第一次感觉到上班竟是如此的舒服。

其实，每个人都希望在生活中得到快乐，但是，你要明白，一个人的快乐是没有任何意义的，哪怕你笑到哭泣，也没有人与你共同洒泪。而如果多个人分享你的感受，那么就意味着你在传递着人与人之间的情感，做事也是如此，一个人再怎么尽心尽力也只是尽了一点心、一点力的，毕竟能力是有限的。也就是说，性格内向的人更应该学会如何扩展更多的人脉，这就要求当事人要学会审视自我，善待他人。

苏菲是个调酒师，这个职业风光无限，在调酒的过程中，变幻莫测的调酒技巧会受到很多人的围观，但是性格孤僻的苏菲总是感到自己非常

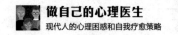
糟糕，她觉得自己不漂亮、身材不好、调酒的技术不好，被别人围观的时候，总觉得有人在对她品头论足，加上酒吧的经理总是在难为她，以至于她一度想要放弃这个职业。

一天晚上，她心事重重的去赴约，这是一个高级的私人场所，苏菲为表演调酒而来，经过花园时，她看到一个带提琴的女人，那女人表现得非常紧张，眼睛不时地望向远方，双手交叉在一起。

"你也是来赴约的吗？"苏菲开口了。

"是的，但是我现在非常紧张，很害怕！"女人无奈地说。

"跟我一起进去吧！"苏菲拉着女人的手，这时的她完全忘了自己的忐忑，而把注意力都放到了这个美丽、优雅的女人身上。苏菲觉得自己豁然开朗了，这么美的女人原来也在害怕，自己之前的表现并不是特殊的。她甚至在想，那些看起来光鲜亮丽的人们，是不是内心远没她想的那么泰然自若？那些镇静也许都是"装"出来的。现在的苏菲完全自信了，整个调酒过程中，她没有在考虑自己是否穿戴适宜，也没有注意人群的眼神。

苏菲想到了酒吧的经理，那个经常与她"作对"的男人，他们的关系一直不好，见面从来不打招呼，现在想起来，是不是因为他怕自己不喜欢他，而"装"出对自己的视而不见？

第二天，苏菲带着笑容去上班，她主动与经理打招呼，经理也笑吟吟地回应着她，原来经理并不是因为自己在酒吧的地位高而看不上她。而这之后，在经理的帮助下，苏菲调酒的技术再次得到提高，使她的事业达到顶峰。

在生活中，很多人都不愿意主动与陌生人或是向不相干的人示好，内向性格的人更是如此。但是，很多时候，人与人之间的热络都是由陌生到熟知，慢慢转化而来的，内向的人要得到更多的人缘就要比其他人提前迈出第一步，让人们察觉你的真心实意，让周围的人进一步去了解你，只有这样才能进入心与心的交换阶段。

情绪便利贴

　　社会的发展，环境的影响，需要杰出的人才，优秀的团队。不要因为内向的性格而错过生命中的美好，因为这不是"一个人的英雄"时代了。无论做任何事情，一个人的胜利只是暂时的，收效也是微乎其微的，追求自己的理想，主动出击，寻求志同道合的人一起奋斗，获得双赢才是最好的局面。

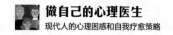
外驱性人格：外向不等于浮躁示人

性格外向的人喜欢社交和冒险，他们每天都穿插在各式各样的社交活动中，与不同的人打着交道，如果有一天，他们没有与外界保持联系，心里就会七上八下，担心被人们遗忘，所以，他们非常在意自己的人际关系，随时都在准备话题，对他们而言，身边良好的氛围就是对自己最大的肯定。

现如今的社会，人们都喜欢与性格外向的人打交道，简单，开心。所以性格开朗，具有幽默感的人都会受到欢迎。但有些时候，也正是这种喜爱而蒙蔽了事实的真相。性格外向固然很好，可以随时应对复杂的事件，可以有高度饱满的热情应对生活，也不会自寻烦恼，做事也不会拖泥带水，想到的事情就会付出行动。但是他们缺乏自我反省，做事情时看到的往往只在于表面，又好出风头，甚至有时急于求成而表现得鲁莽、轻率，当曾经的优点转为缺点，会令周边的人感到不舒服。

一家薪资待遇非常高的销售公司在招聘销售员，应聘者非常多，其中，一个年轻人的条件非常符合这家公司的要求，他有高等学历，从事过销售工作，性格开朗，善于攀谈，可以看出他对这份工作势在必得。

面试官把他请到房间询问："你以前是做什么销售的？"年轻人说："柿饼。"面试官继续问："柿饼以前的销售非常好，南方北方的人都很喜欢，可是最近几年，柿饼的销路一落千丈，你知道这是什么原因吗？"年轻人面露难色："确实，柿饼的销路不太好，要不我怎么想换一家单位呢？"面试官看着他问道："可你知道柿饼销售不好的原因是什么呢？"年轻人无奈地笑了："这好像跟我的工作内容不对路，我只是一个销售，陪着客户吃吃饭，把订单拿下来，才是我应该做的，至于为什么销路不好，我还真不清楚，而且我也没必要去了解吧？"

面试官摇着头对他说："你一定没去过生产柿饼的基地，也不懂柿饼的生产工艺是怎么样的，也不可能看到有些人利欲熏心，他们急于把柿饼卖出去，而选择催熟，催熟的柿饼怎么能好吃？虽然外表看起来一样，入口却是又干又涩，这样的产品推销出去，自然没有市场！面对一个没落的产品，你怎么会拿到订单呢？"

年轻人带着失落走出面试的房间，这个信心满满最有希望进入公司的人被拒绝了，但他心里十分清楚，这样高的待遇，是不可能录用一个只懂得耍嘴皮子、陪客户吃喝的人。他就像那些投机取巧的果农，没有按部就班一心想要速成，到头来，又干又涩的滋味也是自己品尝。

从以上情景可以看出，一个事件的成功并不在于做这件事的人是多么的开朗幽默，而是在于解决一件事要深入事件的本身，积极地参与进去，脚踏实地，切不可浅尝辄止。这位应聘的年轻人只是肤浅地认为销售员只是简单的陪吃陪喝，完善客户关系，但他却不知道客户在乎的不只是吃吃喝喝，而是产品的质量。

外向人与内向人最大的区别就是：喜欢言谈而非思考，喜欢冲动而非小心谨慎，擅用肢体语言和面部表情来表达自己的情绪。但是，由于爽朗性格的特性，他们往往太专注于以自我为中心，无论在家庭与工作中都会表现出过度的自信，迫使自己不停地了解多种问题，并渴望得到控制权，却又对所发生的问题不求甚解，往往别人交代的事情还没说完，他就觉得自己已经很"了解"了，于是，在工作过程中往往会出现这样或那样的错误，缺乏计划性。而在出现错误时，又不能很好地去面对。性格外向的他们天性好强，他们害怕被人们指责和忽视，所以反击等级的指数也非常高，这种情绪的不稳定，反而会阻碍与外界的正常发展。要知道，人们爱的是你的开朗，而不是你的骄傲自大、目中无人，面对这种情况的发生，

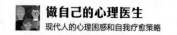

就要学会收敛自己的劣根性，让自己的优势得以发挥。

性格改变机遇，并不是空穴来风，每一种性格都有好的一面和糟糕的一面，性格外向的人要养成深思熟虑的习惯，把忙乱的脚步放缓，不要以浮躁示人，认真去做好每件事，这才是根本。

情绪便利贴

性格外向的人其实并不像大家所想象的那样是"打不死的小强"，他们需要比别人更多的精力去应对形形色色的人或事，并且难于对别人说出'拒绝'二字，因为他们觉得只有在不停地运转自己才能确保在他人心中的地位，这也是这类人自我保护的一种方式。但是当事情无休止地涌进来，你还能否完美地做出应对？如果不能，就不要勉强，给自己放个假，让自己劳累的心平静下来，远离喧嚣，性情沉寂，反思一段时间以来有过的失误，未尝不是一个好的休闲方式。

攻击型性格：你总是用攻击他人掩盖内心的脆弱

攻击型性格的人看不得别人幸福，受不了他人的成功，而且，他们喜欢告密，但又容易受人挑唆，缺乏控制力。这种人经常处于失控的状态之中，他们分不清什么是好，什么是坏，心理发育十分不成熟，他们不懂什么是'三思而后行'，本身的行为更是反复无常，面对自己曾经所做过的事，时而愧疚，时而开怀。

攻击型性格的人随处可见，他可以是为难下属的上司，也可以是偷包裹的快递员，还可以是有家暴倾向的男人或女人。总之，他们不如意时，会动手打你，会使用污言秽语来攻击你。一般这种性格的产生，并不是与生俱来的，他们大多曾经受过压迫和伤害，并有强烈的自卑感。在这些人的眼里，自己不幸福也不能容忍其他人的美好。

众所周知，希特勒是个战争狂人，但很多人不知道他最初的梦想不是战争，而是绘画。但是他又是怎么转化为战争狂人的呢？

希特勒从小热爱艺术，喜欢画画，而他的绘画风格十分诡异，他喜欢把湛蓝的天空描绘成激怒的样子，对于人类与动物的描绘更是离谱，经常身体的比例不对称，一幅画不生动也没有灵气。最终，因为"绘画成绩不够满意"而被维也纳艺术学院拒绝录取。希特勒对此事一直心怀不满，他认为，维也纳艺术学院丢失了一名优秀的学员。

随后希特勒又被建筑师学院拒之门外，困窘的生活让他的内心备受煎熬，他甚至过上了流浪者的生活，受人排挤，尝够了人世间的凄凉。也正是这种悲惨的经历，给他以后的生活产生了深刻的不良影响，他扬言要报复社会，把所有人都踏在脚下。

在他被捕入狱之后，他的心灵更是受到冲击，他曾说过："当不能用和平的手段解决问题时，就用拳头来说话。"在他上台之后，便开始了疯狂的战争，甚至背离人性。

当我们回顾希特勒的性格时，不难发现，他是一个具有主动攻击型性格的人，做事不计后果，占有欲望非常强烈，把自己的不幸完全加在别人的身上，这是一种极其不健康的心理行为。其中，希特勒最明显的一点就是不能使用恰当的方式来表达自己的不满，愤怒的情绪一直憋在心里，没有得到及时的缓解，造成了对他人的严重伤害，而且也为自己挖掘了坟墓。

在上述故事中，我们可以看出，这种类型的人一般都喜欢主动出击。而除了主动攻击，还有被动攻击一说。此类型的人跟主动攻击型的人有些不太一样，他们的表现比较被动、顺从，但是内心充满邪恶，他们对过高的要求总是采取回避的态度。内心明明有很多的不愉快，却又不愿表露出来，而是采用一些极端的手段来表达自己的情绪。

杰瑞是一家大公司的经理，他每天面对的事情非常多，出错是在所难免的。一天，杰瑞拿着报表去找财务对账，在对账的过程中，会计发现，这个月的花销非常高，就顺嘴开了个玩笑："杰瑞，这个月的开销有些大哦！你拿着钱干什么去了？"杰瑞听到这里，十分生气，他把手中的笔一下子扔了出去，头也不回地走了。

会计一个人呆愣在那里，不知为什么杰瑞的反应如此之大。

经过上一级的调解，会计知道，杰瑞这两天压力确实不小，他一直在努力工作，与客户做沟通，甚至连吃饭的时间都没有。会计主动找到杰瑞，跟他道歉，杰瑞笑呵呵地接受了。

但是从那以后，人们再也看不到杰瑞卖力地工作了，虽然他每天依旧上班下班。上班的时候只是在工位上发呆，再也没有以前的那股干劲了，而且工作上的事也总是出错。

最终，杰瑞离开了那家公司，临走时，他的上级把他留住，询问杰瑞到底出了什么状况，会变成现在这个样子，杰瑞眨着眼睛说："会计的话确实激怒了我，我每天拼死为公司做事，竟然换来了这样的不信任，这严重地伤害了我的感情！所以我没有必要再在这里继续做下去。"

杰瑞无声的反抗看似平静，实则不然。首先，因为同事一句简单的玩笑，就把自己逼到墙角，说明他的内心并不豁达；其次，同事诚恳的道歉，他并没有接受，而是继续生活在仇视中；最后，他用不理智的行为报复着公司，消极怠工，以致最后选择离职。其实，这一连串的心理活动并不是只有杰瑞一个人存在，生活在压力如此之大的社会里，很多事情并不是依照自己的思维在前进，在行进的道路中会有曲折的部分，这就需要我们建造强大的内心，把路拓宽，帮助自己走出崎岖之路。

无论主动攻击还是被动攻击，这种性格的存在就是一种缺陷，当我们出现这种性格时，应该寻找释放不快的出路，把注意力转移。而转移之后，你会发现，原来事情远没有想象的那么糟糕，心情也会随之舒畅。对于遭受的挫折，要进行正确的自我心理辅导，正视问题的所在，同时，还要锻炼自己拥有坦荡的胸襟，提高心理承受的能力，使自己不要轻易产生攻击行为。

情绪便利贴

学会正确认识自己，正确看待他人，不要因为别人的一句痛斥或压迫，便充满敌意。宽容待人，用自己的真诚去打动别人，这比争个你死我活要惬意很多，不要把自己关在自己所理解的世界里，因为那里仅仅只有你一个人，打开内心的枷锁，放弃仇视，就会迎接崭新的未来。

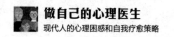
涉险型人格：有些人的内心为什么会越来越狭隘

自满骄傲、狂妄冲动、自私狭隘都是人们自身存在的危险性格。当有一天，你发现自己因为某件事情的发生而存在着某种危险性格时，不要慌乱，更不要置之不理。因为危险性格在爆发的时候，一定会阻碍家庭的美满、事业的顺畅。我们应该做出正确的判断，追根求源，找出危险性格存在的原因，并把它连根去除，这是每个人的责任。

两个年轻人到同一家公司面试，面试官把第一位面试者请到办公室，请他简单介绍一下自己的原单位。这个年轻人叹了一口气，答道："那个悲惨的地方我再也不想回去了，同事之间没有爱，只有无休止的竞争，领导者更是愚昧无知，仗着自己是老总的亲属，肆无忌惮，总是压榨处在底层的员工，在那里工作了半年，我甚至对社会感到了绝望，所以我悲愤地选择辞职，不想再受压迫，不想生活在沉闷的情绪里！"面试官看着他笑了笑："也许这里也不适合你！"年轻人听到这里，垂头丧气地离开了。

第二位面试者也遇到了同样的问题，他说："其实，我的原单位不在这个城市，我在那里生活得不错，年终有福利，同事之间相处融洽，领导也关爱下属，当然，也有发生摩擦的时候，但只要积极地去解决问题，再大的误会也会解开，如果不是因为我的个人原因要回到现在的城市，我想我还会在那里待下去。"面试官一直在注意这个阳光的青年，他诚恳地说："我们需要你！"

事情就是这样，当不幸的客观事实存在，悲观性格的人，内心总是布满阴霾，即使看到美丽的花朵，也会只注意到花瓣被虫啃咬的洞疮；而性格宽容开朗的人，则会看到花朵中蜜蜂采蕊的美丽瞬间。既然你已经遇到了麻烦，继续自怜自艾发挥不了作用，何不敞开心扉，接受事实，找出原因去改变此时的困窘呢？

健康理智的性格，稳重的思想，是人们走向成功的捷径，但这并不等于提倡人们遇事时要一味的隐忍。偶尔的愤怒是情绪的爆发，如果悲愤一直憋在心里，同样也会对自己的身体乃至生活状况造成很大的伤害。易怒、暴躁，都属于有害性格的分支，但是愤怒的宣泄只能缓解一时的愤慨，要想平静度日还要找出自身易怒的原因，失败、不公、安全感的匮乏，都会令我们感到暴躁。我们要做的不是忍气吞声，而是在愤怒来临之前消灭这些不利的因素，使我们回归到正常状态。

当然，损人害己的性格不仅仅是这些。比如，性格多疑，其最大的失败是把能够助自己一臂之力的人踢到角落里，经常会形成单打独斗的局面，使得自己心力交瘁，事倍功半。而轻易对别人产生信任性格的人，则容易把到手的荣誉或利益拱手让给他人，或把原本正确的方向判断成错误的。

汉尼是个十分单纯的孩子，很容易轻信他人。在求职的时候，他被一个骗子中介骗走了 800 块钱。身边的好友都在提醒他："千万不能轻信任何人啊！现在骗子可多了。"

轻信于人的汉尼接受了亲人们的劝告。但他却变成了一个多疑的人。

一天，汉尼在路上遇到一个厨师，在聊天中，厨师知道汉尼在找工作，于是，厨师对汉尼说："孩子，做我的徒弟吧，成材之后你就可以在大餐厅做主厨了，挣的钱十分可观！"汉尼听后十分高兴，但是转念一想，怎么会有这么好的事情发生呢？肯定是个骗子，想让我去做苦力，我才不上当。于是他不理那个厨师，自己走了。

要知道，汉尼的多疑让他失去了成为米其林餐厅大厨徒弟的机会。

可以看出，在汉尼身上折射出来的多疑、敏感，与他之前随意轻信他人而受骗的经历，是不可分割的。也就是说，多疑性格的产生，一般是由

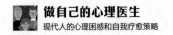
于曾经轻信别人受到过伤害，而产生的自我保护的行为。但是过度的多疑就有损正常的日常生活和人际关系了，从一个极端走向另一个极端，不敢相信任何人或事。如汉尼一样，把自己逼进死胡同，整天过着提心吊胆的日子，这样的人是成不了大器的。

情绪便利贴

每个人的性格不同，其收获的成就也就不同，有些人生活得很快乐，有些人却总是对生活抱怨个不停，这归根结底是天性所致。生活不会一帆风顺，但也不会满是荆棘，不要被危险性格所控制，这会让人陷入无奈、狂躁的绝望里。最好的方法就是摒弃坏的，留下好的，做一个拥有好性格、好心态、好命运的人。

占有型人格：世界只有"我的"和"非我的"

"你的就是我的，我的还是我的！"这句看似笑话，实则在日常生活中，经常被占有型性格的人玩弄于股掌之间。有些人，穿戴讲究，吃喝高档，看似并不在缺钱的状态内，但是跟他们熟识之后，会发现，他小气得连根针都不会放过。

占有型人格体现在：人的整个心理充斥着强烈的占有欲，他们对占便宜产生浓烈的兴趣，只要是有权有势有钱的人，他们都会主动接近。而且，由于性格所致，他们会主动筛除没有利用价值的朋友。当然，时间久了，身边的人都了解到这个人的占有欲后，也会主动远离。也就是说，这种类型的人没有真正意义上的朋友。但是，如果当他们发现某个人有着可以利用的资源，他也会利用自身的优势去帮助那个可以利用的人，但这种交易式的友情从来都是虚假的，真正遇到困难时，那些所谓的朋友根本不会主动去帮助他们，甚至会在背后讥笑。占有欲强的人经常会遇到'赔了夫人又折兵'的尴尬局面。而且，他们觉得什么东西都是自己的，只要喜欢，什么都想得到，并认为得到的也不会轻而易举地失去，但是往往又失去更多。

在热带丛林里，印度人经常用一种神奇的捕猎方式捕捉猴子。

他们拿来一个坚固的木盒子，在盒子里面，放进猴子爱吃的坚果，盒子的侧面上钻一个小洞，洞口的大小设计得很巧妙，因为这是按照猴子前爪的尺寸量身定做的，当贪心的猴子忍不住坚果的诱惑，前爪一旦探到洞里，爪子就再也抽不出来了。当地人，经常使用这种方式捕捉猴子，而且常常成功，因为他们知道，猴子有一种习性，它们的占有欲望非常强烈，

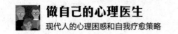
不肯放下已经到手的东西。

人们总是在鄙视猴子的贪婪：为什么不放下坚果逃命？

如果，我们可以把这个故事的含义扩大化，也许就会发现，不仅仅只有猴子会犯这种愚蠢的错误，有些人也会因为自己贪婪的占有欲而失去更多的东西，也许因为放不下到手的蝇头小利，耽误了大把的时间，如果你放弃此时的小利，把时间投入到别的业务中会拥有更多的财富；也许因为放不下美女的诱惑，有人费尽心思，追求着根本不属于他的女人，结果常常形单影只；也许因为放不下对权势的渴望，于是，有些人做了一些见不得人的勾当，行贿受贿、拉帮结派、道德沦丧，当事情败露之时就是入狱之期。所以，人们要懂得'放下'二字的真正含义，拿的起来的东西可以轻易提起，拿不动的东西应该果断放弃。

"学会放弃"对占有性格的人来说，是一个非常痛苦的挑战，虽然他们也知道强求一样东西会令自己苦不堪言，但是他们没有别的出路可选，他们的本质就是要拥有一切自己想要的，不择手段。关键时刻，"舍得下脸面，放得下身段"。因为他们深深地觉得，拥有一件世人没有东西，那是骄傲，而拥有一件普通人都有东西，那是基本。

一只狐狸，看到葡萄园的葡萄成熟了，它想尽一切办法想进到果园里吃葡萄。

狐狸每天都在果园的周围散步，一天，它发现果园的墙角破了一个洞，欣喜若狂，它琢磨着从这里进入到院中，大吃特吃一顿，但是洞口太小了，它肥硕的身体进不去，于是他想了一个办法，三天不吃东西，把自己饿瘦。

果然，这个办法十分奏效，很快它吃上了朝思暮想的葡萄，葡萄的鲜美多汁，让狐狸乐不思蜀，它吃啊吃啊，终于吃够了，当它再想出来的时候，却犯难了，因为葡萄吃得太多了，肥胖的身躯又回来了，但是洞口依旧那么小，根本就出不去。

狐狸没有办法了，只好用进洞之前的招数，饿着自己，谁知道，一声哨响，果农们出现了，他们拿着猎枪、锄镐，高喊着，砸向狐狸。

最终，这只贪嘴的狐狸被"正法"了。

狐狸的故事引得我们深思，它做的这件事到底值不值？虽然它吃到想吃的葡萄，却丢失了最重要的性命。其实，有些事情的存在没有想象的那么好。如果你察觉到自己失去的比尽心得到的更名贵时，一定饱受内心的折磨。

有些人不懂得什么是吃亏是福，他们甚至觉得占些便宜好运就要来了，但不要忘了，耍聪明、占便宜是成功的陷阱，这正是"聪明反被聪明误"的后果。大部分人，多多少少都会有占有欲的心理存在，这时，我们就要深入分析，这件事、这个东西，我非要拥有吗？如果确实有非得不可的理由，那么请在不伤害任何人的情况下，靠实力取得，只有这样得来的东西，才不会受到内心的谴责，而人们也会点赞你的成功。

情绪便利贴

占有欲并不可怕。但如果占有欲过于强烈，而选择不择手段时，定会物极必反，而且势必会影响恶劣，占有欲过高的人要学会与人和平相处，懂得迁就，更要拿得起放得下。

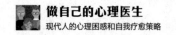
表演型人格：为什么明知道不得体，还是有人愿意做"戏精"

每个人都有爱表现的一面，但如果表现发挥到极致，就会演变成令人瞠目结舌的表演型人格，拥有这种性格的人与职业演员又不一样，这些人的舞台就在生活中，身边的每一个人都是他的观众，痛哭流涕、哈哈大笑、神神秘秘、隐私暴露，这些都是他们的"表演"。可以说在他们的身上，经常出现令人啼笑皆非的情况。当大家看完他们的"表演"后，会张大嘴巴，表现出不可思议的神情。

表演型的人往往感情变化多端，在做某些事情时具有很强的"感染力"，他们愿意与人交往，所以，即使第一次见面也会博得对方好的印象，但是相处久了之后便会发现，他们看问题比较简单，做任何事情之前都会考虑这件事会不会让自己风光无限。在他们的世界中，只要可以赢得关注，什么出格的事情都可以去做，甚至他们会编造"莫须有"的事来博得他人的眼球。但是，当人们看够了惺惺作态，不愿意再看他们的时候，面具会被无情撕下来，当表演者丢失了"表演服"，他们一定会遍体鳞伤。

许纯美，为了博得"关注"，总是在上演着各种闹剧。

许纯美自幼出生在贫困家庭，后来机缘巧合嫁给了富商，而丈夫的去世给她留下一笔巨大的财富，自认为晋升上流社会的她每天穿梭在不同的电视节目中，每一个人都在等着看她的笑话，因为她的行为甚是滑稽，用夸张的语言描述她的私生活，用怪异的妆容装扮着自己，甚至她曾说，骨瘦如柴的自己也有很多的男人追捧。

一时之间，所有的人都认识了这个女人，她为了出名不惜毁坏自己的名誉，把一些从来没有发生的事情安在自己的身上，但是，她说的这些话语又经不起推敲，让人很容易就分辨出她所阐述的事情有很大一部分都是谎话。表演型性格在许纯美的身上展露无遗，但值得提醒的是，虽然她曾经在电视上口若悬河，被世人所熟知，但也被一部分人所厌恶。于是，真相被铺天盖地的揭露出来，许纯美此时的人格备受争议，羞辱、讥讽的话语不时地充斥着她的生活，以至于她不能应付，从而再也不愿在电视上抛头露面。

许纯美的事情告诉我们，生活是真真实实的，过多的表演只会让自己更加痛苦。因为，假象毕竟是假象，假象终归有一天会被无情地揭穿，做一个普通的自己，这有什么不好呢？

表演型性格形成的原因很大程度上是因为极度缺乏关爱以及渴望被重视的心理，他们利用夸张的言辞、奇异的服饰来吸引人们的注意，来弥补内心对爱的渴望。他们只关心周遭人的反应，却忽视了真实的自己。他们每天睁开眼睛想到的第一件事，就是要怎样取悦于人，依赖心理非常强，拥有这种性格的人甚至不知道下一秒，自己的情绪会是什么样的，因为自己喜怒哀乐都在别人的掌控中！这样的生活真的可以继续下去吗？其实大可不必，寻得快乐、建立自信的方法有很多，把自己的喜悦建立在别人对你的欣赏之上是非常辛苦的一件事，因为每个人的喜好不同，你所付出的艰辛也会不同，而受你情绪传染的人也会十分痛苦，也许他们并不愿意跟你一起"演戏"，但碍于情面，不得不做出对你欣赏的态度。为何不简单一些，做一个单纯快乐的人呢？

禅师慧宗出门前，叮嘱弟子要看好寺院里的兰花。

弟子们知道慧宗师父偏爱兰花。他们每天对兰花都备至呵护，细心照料。

一天夜里，狂风大作，弟子们因为贪睡没有起来观看兰花的状况，谁知道第二天早起，弟子们傻了眼，他们就像泄了气的皮球呆坐在那里，原来，兰花没有经受住狂风暴雨的洗礼，都拦腰折断了。

没过几天，禅师出门回来了，弟子们心惊胆战地告诉他兰花被毁的消息，禅师听了之后，像事情没发生一样，继续诵经，弟子们都十分好奇，禅师笑着说："我种兰花的初衷就是为了快乐，如果因为兰花的毁坏，而责罚你们，你们自然不快乐，还会对我怨声载道，而我知道后也不会快乐，那么兰花的种植又有什么意义呢？"

禅师的一席话，让众弟子心情大好，一扫阴霾。

快乐的人生每个人都可以获得，而每个人也有权利获得，但这些都需要自己不断的努力来获取，不要生活在别人的世界里，取悦来的价值并不可靠，这种不健康的生活状态是不会幸福的，从别人的生活中抽离，是表演型性格者要做的事情，能够改变自己的人只有自己，多多注意真实的自我，为自己而活，才是一个正常的人要履行的职责。

情绪便利贴

表演型性格的人，为了寻找曾经缺失的爱，而寻求别人的重视。但生活是自己的，依托于别人的生活是不会长久的。为了自己可以真正幸福快乐地生活下去，所以表演型性格者要勇于揭开虚假的面具，审视自己，要认识到一切的虚假是不该存在的，学会摆脱情绪的控制，把自己的生活拉回正常的轨道上来。

炫耀型人格：炫耀源自曾经缺失的内心

吹牛的人会把一根牛毛说成拥有一头牛；实在的人有一头牛就说有一头牛；但是，当你有 100 头牛时，硬是要把它们每一头展示在世人面前时，就是赤裸裸的炫耀。喜欢吹牛的人让人感到好笑，实在的人让人尊敬，而炫耀的人让人厌恶。

炫耀型性格的人与表演型性格的人不同，他们更容易被人鄙夷。他们无时无刻不在寻求一种存在感，生怕错过被人赞赏的眼神，像寄居蟹一样，借助其他物体的力量来保卫自己的安全。这些人每天穿得"琳琅满目"，也不管适合与否，将所有名牌都往自己身上套，他们喜欢与比自己贫穷的人接触，喜欢被他人仰望的感觉，因为这可以满足其内心的空虚。

一个偏僻农村的公路上，行走着一辆大巴车，孩子哭闹，大人热聊，只有一个女人静静地望向窗外，但嘴总是一鼓一鼓的，时而带着微笑但又尽量让自己平静。

车子依旧开着，忽然，她对旁边的男乘客说："大哥，我要进城，坐火车找我弟弟，你帮我看一下，这信封上的地址！"男乘客接过信封，大声朗读了出来："×× 院人事部。"

一句话，车上的人顿时安静了，眼睛都瞄向了这个女人。没过半分钟，整车人都开始沸腾了。"呀，×× 院啊？ 大官待的地方！""在北京吧？ 那儿有天安门！""这人真有本事，要去 ×× 院了，真是羡慕，我连大山都没出过！"

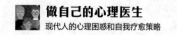

　　大家都簇拥着这个女人，女人的脸上笑开了花，她讲述着弟弟从小到大的履历，每说出一句话，都会得到大家的赞叹。

　　其实，这个女人能从弟弟那里得到什么好处呢？这跟她没有直接的关系，为什么要在众人面前说出来？她有一个在××院上班的弟弟，这就是炫耀的资本，不说出来谁会知道？女人的目的因为弟弟的关系达到了，她成为大巴里最见过世面的人。但是，当羡慕过去，又会有一个声音出来，"有什么了不起，你弟弟做官跟你有什么关系，你兴奋个什么劲？"有人羡慕，就有人厌恶。于是车上再度讨论的不是女人的弟弟，而是他们遇到的不满、不公，等等。女人由被人称赞转变为他人的指指点点，脸上的颜色更是精彩，忽红忽绿，车没到站，就赶快下车了。

　　喜欢炫耀的人都喜欢与人攀谈，当遇到一个特定的情景时，他们会毫无保留地拿出一个别人没有的东西炫耀，自我价值观非常低，有些局外人会嘲笑他们的幼稚，其实他们不是糊涂人，这些人都很明白，他们知道自己确实不够好，确实不够优秀，正是因为这种感觉的存在，使得他们不得不寻求外界的帮助，或炫耀父亲很有权，或炫耀母亲很有钱，来提升自己在他人心目中的位置。过于炫耀的人，在事业上成不了什么"气候"，他们除了会炫耀没有独立的生存技能，因为他们根本不懂什么才是脚踏实地的成就一番事业。

　　一只骄傲的公鸡，站在草垛上发表着长篇大论，趾高气扬。

　　这时，一只麻雀停在它的身边，麻雀是只没有文化的小鸟，它听着公鸡"无所不知"的演讲，十分羡慕。冬天来临了，麻雀没有食物的来源，它十分沮丧，所以向"无所不知"的公鸡讨教："鸡伯伯，最近我都吃不上饭，你是怎么过的？"公鸡听了之后，不屑地看着麻雀："一只连饭都吃不上的小鸟，怎么有资格和我讨论生活？你能有什么本领？吃不上饭也不奇怪！"

麻雀听后，低着头说："确实，我没什么本事，除了飞，我什么也不会。"

"这算什么本事？你看看我，满腹经纶，吃喝不愁，所有人都为我倾倒！"公鸡张开它笨拙的翅膀，笑呵呵地说。

这时，从墙外跑进来一个大狗，麻雀看到情况危急，纵身一起，在天空停留。

麻雀大声地提醒着公鸡："快跑，有狗！"

可是公鸡被眼前的景象吓呆了，瞬间，脖子被狗狠狠地咬住，没过一会儿就断气了。

麻雀看着公鸡惨死的情景无奈地说："纵使你整天炫耀自己的满腹经纶，不愁吃喝，却不会见招拆招，连自己都保护不好，懂得再多的事情又有什么用呢？"

从这则寓言中，不难看出：炫耀性格的人即使他们拿来炫耀的工具，也是别人提供的，通常这些人都是语言上的巨人，行动中的矮子。他们能做的，就是坐等家人或亲戚出钱出力为他们寻求一份体面的工作。这种性格的人，注定感受不到蜜蜂的勤劳与坚韧，他们每天像花蝴蝶一样飞来飞去，遇到暴雨天气，一个躲闪不及就会被无情地打在水沟里，等待死亡。

很多时候，从某些人的炫耀中，我们可以看出他内心缺少的是什么，他越在意的地方就是最令他自卑的地方。人们在生活的历练中活得越久就越明白，炫耀富有，炫耀权势，只是过眼云烟，时间长久之后，很多"莫须有"的东西都会被一一击破。世上最大的炫耀，就是低调。只有平稳的心态，绅士般的素养，竭尽全力的生活，平易近人的性格，才会让你周边的人对你发出由衷的感叹！

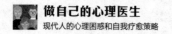
情绪便利贴

　　炫耀型性格的人，每天都在旁若无人、高谈阔论中生活。对有些事情的发生，他们也是不情愿看到的，但是为了满足内心的需要，不得已去这么做。所以，在你想要盛气临人时，告诉自己不要浮躁，在你想要向人浮夸时，告诉自己要做一个稳重的人。因为真正的美好，不需要炫耀，它就摆在那里，它不是首饰，需要人们的穿戴才能体现精致的美；它也不是报告，需要不停地向别人诉说。美好不美好，幸福不幸福，有待时间的考验，酒香不怕巷子深，说的就是这个道理。

冷漠型人格：生活中永远的"局外人"

有些人总是在事情发生之前就把自己摘得很干净，事不关己高高挂起，别人的喜怒哀乐他们不曾感受，而自己的喜悦也只允许自己欣赏。他们对自己喜爱的东西会热情似火，而对不属于自己的东西随意放任。但是，这些人与内向者不同，没有语言障碍症，他们也会侃侃而谈，但多数情况还是不苟言笑。

冷漠型性格的人经常给人一种不重视感情、自私自利的感觉。也正是因为这种感觉，他们的朋友并不多。生活的不幸会让每个人感到沮丧，而冷漠者更是不好过。他们的人际关系约等于零，因为没有一个人愿意长时间的"热心贴冷脸"。其实，性格是可以重造的，冷漠的对立是热情，试着学会微笑，学会拥抱，与人相处时不要那么无情，自然好心有好报。

曾经，有这样一个犹太人，他是一名传教士。而在做传教士之前，他是一个性格孤僻，十分冷漠的人，他曾因为误判而入狱，在狱中，他十分痛苦，明明自己是被冤枉的，为什么没人站出来为他说一句话？经过长时间的思索，他终于明白，正是因为自己对他人的冷漠、不关心，导致没有朋友可以帮助他。于是，他决定出狱之后，做一名散播爱的传教士。

每天清晨，传教士总是迎着太阳初升的方向缓慢踱步，他热情地与路人打招呼，向路人传播爱的法则。

他发现，在散步的途中总会有个小伙子对自己不理不睬，甚至在嘲讽他这个犹太人。可是，小伙子的嘲讽并没有浇灭传教士的热情，他依旧每天都在和小伙子打招呼。渐渐的，小伙子每当看到传教士走过来，会不由自主地放慢脚步，似乎在等待着什么。其实，传教士知道，小伙子已经习

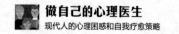

惯了他的问候，只是暂时不想表达出来。一天清晨，传教士依旧在散步，经过小伙子时还没等他主动开口，他便对传教士轻声道了一句：早安。

时机飞快地流逝，希特勒掌权，他命令把所有传教士和犹太人，通通抓起来。而这些犹太人的生命是否能延续，关键在于一个指挥官的棒子。指挥棒向左就是死路一条，向右还有生还的希望。

当传教士的名字被点到，指挥官长时间没有说话，传教士认为自己的死期已至，就在等待宣判的时候，他听到一个声音响起：早安。

不可置疑，指挥官就是当年那个小伙子，而传教士也获得了生的希望。

从上面的故事可以看出，人从始至终都是感情的动物，有时候，一句关心的话，一封慰问的信函都可以给人带来温暖。传教士坚持不懈的感化不仅温暖了这个年轻的小伙子，还救了自己的命。如果当初因为小伙子的冷漠而选择放弃，传教士也不会再次获得生的特权。冷漠性格的存在是没有道理的，虽然有着无数种可以解释的原因，但是冷漠的性格始终是被人唾弃的。

一位刚刚晋升不久的妈妈抱着自己的孩子来到一家快餐店，小宝宝渴得"哇哇"大哭。这个年轻的妈妈想给自己的孩子买点水喝，但是，快餐店里的饮料都不适合太小的婴儿。她找到服务员，希望服务员能帮自己打杯开水。谁知服务员沉着脸说："我们的开水都是给工作人员喝的，你要喝就拿杯子来吧！"孩子的妈妈对服务员说："出来的匆忙，没有带杯子。"

服务员头也不抬："那就不能喝，谁给你杯子用？"孩子的哭声更大了，妈妈急了："你不是有饮料杯吗？我买一个可以吗？""本店不单卖杯子，想用的话，要买杯饮料！"服务员不耐烦了。

孩子的妈妈实在无奈，只好买了一杯饮料，又把不需要的饮料倒掉，用那个杯子给孩子倒了些水。回到家后，孩子的妈妈和楼下的阿姨聊天，知道了她的经历后，阿姨说："这家店，怎么一点人情味都没有？这样的店等着关门吧，以后再也不去了！"于是，关于买杯子倒饮料的事，一传十，十传百，很多人都知道了，慢慢地，那家店的客人越来越少。但是店员和经理却不知道是怎么回事。他们依旧努力的卖着产品，但是无论怎么推陈出新，客源还是越来越少。

有一天，人们路过此店的时候，里面没有开着灯，门窗上贴着硕大的几个字——此店转让。

从这件事可以看出，内心冷漠的人，所到之处，都充满着危险，与这样性格的人在一起生活、工作，热情的人会感到无尽的悲凉。这种性格非常可怕，因为它可以吞噬人的成功与快乐。

如今，在这个追求个性的社会里，有些人觉得冷漠是一种特殊的标志，甚至觉得因为冷漠而会受到不一样的待遇，可以引起别人对自己的关注。所以，他们会特意摆出冷漠的姿态。但是，人们生活在同一个太阳下，每个人的温暖都需要阳光的抚慰，虽然冷漠可以给人们带来一时的新奇，但长时间的漠不关心会让身边爱你的人感到困惑。试想一下，如果所有人都变得冷冰冰，对世间的一切现象都表现得可有可无，当老人摔在地上无人扶起，当福利院的弃婴无人重视，这样一个没有爱的世界还有存在的意义吗？

情绪便利贴

冷漠型的性格，意味着心灵的麻木，一个对任何人或事都提不起兴趣或关爱的人，他的生活也必然如死水一般。冷漠的内心不仅害人还害己，是种不可取的性格。拥有这种性格的人，应该考虑转变自己的思维，重新调整看待事情的角度，把自己的热情释放出来，把自身的利益放下，眼光放长远，学会关心爱护他人，不要做一个浑浑噩噩的自怜者。

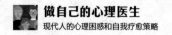

自卑型人格：看不到"我"所拥有的

十全十美，只是一种美好的寓意，你能说在现实生活中它真正的存在着吗？任何人，任何事，都不可能做到毫无遗憾，只要把事情做成，即使存在些许的遗憾又能怎么样呢？

自卑型性格的人往往有着完美主义情节，他们不能容忍任何遗憾的存在，做事情力争做到最好，如果没有做到，便会犹如丧家之犬，不能振作，而且他们喜欢把失误都揽到自己身上，固执地认为是因为自己的某种缺陷，导致事情的失败。永远看不到自己优秀的那一面，是左右自卑者的通病，他们常常质疑自己，也是因为这个原因，经常把明明已经做对的事情搞砸，于是他们便愈发的不自信，而且从内心认定自己不如别人。这种恶果是层层递进的，其中的痛苦，只有他们自己知道。

英国女医生富兰克林从自己拍摄 x 射线中发现了 DNA 双螺旋结构，并且举办了一次关于双螺旋结构的报告会。

在会上，很多人都对她提出了疑问，富兰克林本身就是个多疑、自卑的女人，面对众人的质问，她开始对自己的科研产生了动摇，并放弃了对 DNA 双螺旋结构的研究。

而不久之后，沃森和克里克、威尔金斯也发现了 DNA 分子结构，并提出了 DNA 双螺旋结构假说，也就是因为他们的自信，在 1962 年他们共同获得了诺贝尔医学奖。

这个事例充分体现了自信在生活中的重要性，它甚至关系到一个人的命运，如果富兰克林坚持己见，那么这份成功就是她的。所以说，自卑感的存在可以让人失去前进的勇气，把人推进苦海，它不但可以阻碍成功的进程，还可以让拥有者消极沉沦，自暴自弃。

自卑，是每个人都逃不过的，但不同的是，有些人不在乎，即使事情失败，他们也会调节自己，使得刚刚触发的自卑感瞬间消失；但有些人却钻进牛角尖不肯出来。不可否认，把自己从自卑感中解救出来，是不太容易的事情，这需要很大的勇气，需要战胜自己已有的思维模式。但是，你要明白，每个人都有自己的优势，而自卑者看待优势的方法，永远是消极的。因为他们总是用自己的短处跟别人的长处做比较，这样得出的结果，自卑者永远处于劣势。

也许你认为自己不漂亮，但你有没有想过，心地善良是你的特质？也许你认为自己愚蠢，但你有没有想过，身体健康是你的资本？也许你认为自己缺乏艺术细胞，但你有没有想过，篮球场上英姿飒爽的你备受瞩目？自卑者想要消除心中的孽障，就要用正确的心态在审视自己，不要总把目光盯在自己的短处上，更不要在意任何人的质疑，只要有新的情况发生，就会有新的质疑产生，自己的路自己走，坚持自己的想法，才是自卑者应该做的。

著名戏剧家斯坦尼夫斯基，在排演一部话剧时，女主角因为一些原因不能再继续出演了，导演斯坦尼夫斯基非常犯难，因为女主角非常不好找，就在绝望之余，他看到了自己的大姐，从外形上来看，大姐似乎很合适女主角的扮演，可是大姐却犯了难，她只是一个道具管理员，怎么可能演话剧？并且饰演女主角！

对于这件事，不仅仅是大姐自己有疑惑，就连周边的配角们，也在议论纷纷，表示并不看好，可斯坦尼夫斯基却自信满满，因为他了解大姐的声音条件，稍微加以修饰，就会非常动听。

在数次排练中，由于大姐的自卑胆怯，话剧的效果很糟糕，这让斯坦尼斯拉夫斯基非常恼火，他把剧本摔在地上，愤怒地说："女主角的戏非常重要，可是你却这样心不在焉，连台词都背不出，你的态度到底是怎样的？你是不是片面地认为不是戏剧出身就真的不行？要知道你的声音条件是不错的，你有点自信可以吗？"

这时，大姐看着踌躇的弟弟，选择了沉默。脑海中她回忆起，小时候爸爸带着他们一起练歌的情景，他们的歌声始终都是爸爸的骄傲。忽然，大姐开口了："继续排练吧！"

这一次的排练效果出乎意料的好，委婉动听的声音从大姐的口中飘出来，在她的脸上再也看不到羞怯，也看不到自卑，满满的自信充斥着全身。

斯坦尼斯拉斯夫基拉着大姐的手说："一个伟大的艺术家，从此诞生了！"

人的一生中最大的过失，就是看不起自己。其实，只要多一些自信和勇气，就会发掘出自己无限的潜能，到时，你会豁然开朗，原来自己同样出色！也就是说，我们无论对待工作，还是对待生活都应该具有奋斗拼搏、锐意进取的勇气。自卑的陷阱，是自己给自己挖的，要想越过鸿沟，就要把自己打造成心灵上的强者。

情绪便利贴

在人生的道路上，想要一马平川是不可能的，因为成功是由无数次的失败构成的。不要因为过多的失败就盲目地否定自己，自暴自弃，我们应该具有迎接受挫的勇气，把消极变为积极，把自卑变为自信。

第八章

认知恐惧

你在害怕什么？心理学或许有答案

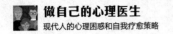
占有欲越强，内心就越害怕失去

有人说，"处于欲望中的人，总是忘记已经拥有的东西，而去追逐未有的东西。"每个人都存在自私欲望，关键在于你如何看待与掌控。有些人不停地抱怨生活压力大，工作竞争激烈，自己努力去争取，去追求但是却毫无收获。所以，这些人就会在一定程度上产生恐惧心理，害怕不能成功，害怕目标不能实现，同时也在害怕自我否定。

"千万别合并啊，要是和技术部合并了，经理的位置肯定是老赵的啊！"

半夜12点，郑浩在房间里来来回回地踱着步，嘴里不停地念叨，像和尚念经一样。

"我说你烦不烦啊，这大半夜的你不睡觉，也不让我睡觉啊？合并不合并跟你有啥关系啊？公司又不是你的！"老婆受不了了，开始指责郑浩，"甭管怎么合并，你还干你的工作，赚你的工资就是了，和你有什么关系啊？"

"谁说没关系了？我们信息部的张经理说了，再有一年，他就退休了，然后就把经理的位置给我！一年啊，再有一年！我就能当上信息部的经理啦！工资翻倍，权利更大，机会更多，发展前景更广阔啊！一年啊……现在要是合并了，因为张经理要退休，新部门经理肯定是技术部的赵经理啊！"

"咱先不说一年之后的事，就说现在，您这么一天到晚担心这儿担心那儿的，上班没心思，就连吃饭都吃不下去。你看看，这才几天啊，你瘦了一大圈。我也没见你像以前一样每天晚上看书读报，也没见你把公司没完成的工作拿回来做。这说明啥，说明你工作效率低了，说明你身体不健康了，说明你的能力马上就会受到影响！亲爱的，就算一年之后你能当上经理，那也只是一个空许的承诺，那是一年后啊！你现在这个状态，就算把经理给你，你能当好那个经理吗？"

"我知道，这些我都明白，可是，我放不下啊……"郑浩的头疼得厉害。

"放不下？你只是放不下吗？你已经放下了！你为了放不下的虚幻未来，放下了最珍贵的现在！"

生活在社会中，每个人都有一套自己的思维方式，也有着自己的目标。对郑浩而言，现阶段他最想拥有的东西就是部门经理的头衔，这种欲望在某种程度上一直疯长着，所以才会令他患得患失，产生恐惧心理。

人的欲望越强烈，内心就越不能平衡。如果欲望像脱缰的野马一般不受到个体控制，那么一场巨大的灾难就会来临。反之，适当的欲望可以激起人们的斗志，只要合理掌控欲望的界限，个体就会不断前进，人生也会变得更加精彩。

子谦是一个占有欲极其强烈的人，学生时代的他给自己定下一个目标，那就是每次必须考取全年级第一。为了实现这个目标，子谦没日没夜地学习着。工作、成家之后的子谦不但没有改变，反而让占有欲变得更加强烈。

结婚后，子谦把妻子"看守"得很严，每天必须准点上下班，每晚会翻看妻子的通话记录，倘若有陌生的电话号码，子谦就会马上回拨过去"调查"个清楚。为此，妻子郑重而严肃地与丈夫进行过交谈和沟通，但是子谦并没有意识到自己的错误，认为这是对妻子的爱。

最终，妻子忍受不了子谦强烈的占有欲，正式提出了离婚请求。子谦的占有欲望已经达到了非常强烈的程度，尽管爱情是自私的、排他的，但是两个人想要拥有一份天长地久的爱情，尊重才是必要的前提。子谦根本

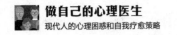

不明白，他的占有欲已经伤害到双方的感情，伤害到妻子。其实，生活中的"音符"很多，我们不能因为想要得到和占有便无休止地任种种欲望滋生。

心理学家经过研究发现，占有欲望强烈的人内心经常被恐惧和焦虑情绪所充斥。人活着，就会去追求基本的物质条件和精神条件，然而当欲望越增越多的时候，人追求的事物也就越多，往往就会失去原本非常简单的快乐。

其实一个人的生活就像调乐器的弦一样，必须松紧有度，弦绷得太紧会容易断，太松又不能奏乐，只有将其调整得刚刚好，才能奏出人生美妙和谐的乐章。

情绪便利贴

人的欲望都是想达到某种目的的需求太多造成的，尤其是当基本的欲望超出合理限度后就会变得占有和攀比，让内心变得惶恐焦躁。所以，我们应当合理管控不断扩张的欲望，从而让自己能够保持简单的快乐。

失去自我标尺，你在借别人的尺子丈量自己

"生活是一袭华丽的袍子，可惜上面爬满了跳蚤。"对于生活，每个人都会有不同的追求，自然会产生不一样的看法。遇到困难和无助的时候，我们通常都会责备自己，怪自己搞砸了事情，怪自己不能妥善处理。相反，兴高采烈的时候，我们的自尊心和自信心又会瞬间膨胀，觉得飘飘然。然而这一切，都是因为我们不能正视自己，不了解自己，借用他人眼光看自己所造成的困难。

"这可怎么办啊，明天一定会惹上司发怒的。"快下班了，夏丽在办公室里团团转，一副非常害怕的样子。

原来，上司去外地出差，电话通知夏丽去打开他的电脑，将其中一份重要文件打印传真过去，夏丽照办了。可是，就在夏丽传真回来之后，突然发现上司的电脑黑屏一片，死机了。不管怎么"折腾"，电脑就是没有"起死回生"的征兆，全部瘫痪了。也就是说，上司保存在电脑中的那些重要文件很可能丢失，这可急坏了夏丽。

夏丽想，自己犯了这么严重的错误，上司肯定会认为"夏丽办事能力不强，这么一点简单的工作就搞砸了。"夏丽越想越害怕，觉得上司出差回来的第一件事情就会是责备自己，甚至把自己开除。

夏丽一边魂不守舍地工作，一边战战兢兢地等待上司回来。上司出差回来的那一刻，她感觉自己害怕得都要窒息了。令夏丽没有想到的是，上司得知事情情况，对夏丽说："这属于意外事件，不用太担心，至于重要文件嘛，我请技术部门的同事来帮帮忙。"

听到上司的话语，夏丽激动得都要哭出来了。

夏丽的恐惧来源于她对上司无端的揣测，她认为上司会认定自己能力差，不能胜任工作，却偏偏忘记自己一向以勤勤恳恳、兢兢业业的好形象示人，上司对她的印象也是极好的。

与夏丽一样，冬雪的恐惧情绪也源自他人，她也是在用别人的眼光看自己，所以造成"自己吓唬自己"的局面。

冬雪无论做什么事情，第一反应就是"别人怎么想""别人怎么看"，她从来不会考虑自己优势，而是将全部心思都放在他人身上。例如，本周末公司要组织一项员工活动，身为主持人的冬雪却在服装选择这件小事上犯了难。

穿得庄重一些，冬雪会觉得公司内保守的老同事看不惯；穿得休闲一些，冬雪又生怕领导认为自己不重视此项活动，有搪塞之嫌。一时间冬雪左右为难，唉声叹气

同宿舍的小赵见状哈哈大笑，小赵说："你呀，为什么总用别人的眼光打量自己？依我说，两种风格的衣服你都试一试，哪种适合自己，就选择哪种。"

惶恐无助的冬雪听了小赵的话，犹如醍醐灌顶一般瞬间醒悟。是啊，为什么自己总用他人的眼光去打量和评判自我，而不是根据自身实际情况去选择适合自己的道路？

夏丽也好，冬雪也罢，她们所犯的错误都源于过多的在乎他人的评价方式，偏偏忘记审视自我，从自身状况出发去发扬优势，规避劣势。

在生活中，我们很多时候都会犯夏丽和冬雪这样的错误，以至于令自己的情绪不佳，内心惶恐不安。仔细思考一下，这些恐惧情绪其实都是毫无源头的不良心态特征。我们应该学会认清自己，并且试着换个位置，用自己的眼睛来看自己。认识自己，是人类亘古不变的人生哲学。与其借用他人的眼睛，倒不如时刻反省自己，雕塑自己。通过反省，我们可以明确知晓自身的优点与不足，从而做到查漏补缺；雕塑自己，则是根据自己实

际情况在心中规划自己的未来的样子，以此来避免人生中不必要的彷徨和无助。

生活中，我们要跳出别人的藩篱，学会用自己的眼睛来看待人生，想必每个人都会看到一幅与以往完全不同的画卷。

情绪便利贴

用自己的眼睛看世界、看自我，就可以用不断修建雕刻的方式"集自身的力量充实自己，汇自身的妙处完善自己，"最终通过精心雕刻来获得完美的自我。

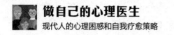
退缩心理，为什么你不敢面对面与他人的博弈

妄自菲薄是一部分现代人的特征，遇到事情总会觉得自己不行，或者没有能力胜任，更不敢与他人面对面博弈。这样一来，不但令大把机会白白溜走，而且也会让自己困顿在莫名的恐慌情绪之中不能自拔。

"齐老师，学校评选特级教师的公开课你准备了吗？"同事小王问。

"没有，我刚到学校才几年，有那么多资历老的教师呢，我还是不参加了。"齐老师回答。

"为什么不参加？每个学期的学生测评中，你都名列前茅，深受孩子们的喜爱。"小王有些不解。

"还是过几年再说吧，我现在资历还不够呢，"齐老师说，"就不去丢人现眼啦！"

"丢什么人啊，我觉得你现在已经完全可以参加了，还是赶快报名，好好准备吧。"小王鼓励齐老师道。

没想到齐老师连连摆手摇头，不停地说："不行，不行。"

看到齐老师一脸恐惧的样子，小王遗憾地摇了摇头。

在学生和同事眼中，齐老师具有参加评选特级教师的才能，可是他却因为没有自信而不敢报名。看来，齐老师患上了"恐惧病症"，不愿意也敢与他人面对面的公平竞争。

其实，很多人的恐惧心理都来源于不能正确认识自己，也不能正视负面情绪的来源。很多时候，他们也搞不清楚莫名其妙的恐慌究竟从何而来，为什么会干扰自己前行的步伐。

小张自认为自己是一名不合格的员工，之所以这样认为的原因是由于一次失败的接待。

某天，负责接待重要客户的秘书临时请假没来上班，所以接待的重任就落在小张身上。小张在那一周的全部工作都是陪着这位客户，陪他去参观工厂，为他介绍产品理念和新型产品的功能。在别人眼中，这项工作并不是十分复杂，只有保持不卑不亢的态度来接待客户就可以万事大吉。可是小张却紧张极了，陪伴客户的过程中他生怕因为自己言行举止不合时宜而影响对方的最终决定，所以他都是在紧紧张张、唯唯诺诺中度过。

可是，越是害怕出错，小张偏偏错误连篇，不是搞混了客户的用餐地点，就是忘记安排客户当天的参观行程，整整一周的时间里，客户也被颠三倒地的小张搞得糊里糊涂，最后决定"好好考虑再做决定"。

最终的结局当然是公司和小张都不愿意看到的，可是小张面对客户为何那样恐慌？这需要我们从根源深处去寻找答案。

1995年，美国哈佛大学丹尼尔教授提出"自我展望"概念，也就是说人在为人处世及达到目标的过程中自我认知和自我展望才是最重要的事情。此外，丹尼尔教授将其总结为：自我感知力、自我发展力以及认知他人的能力。

自我感知力所讲的每个人要学会真实地了解自我，清晰地明确自身优点和缺点；自我发展力是指在人生发展过程中，单单认知自我是远远不够的，还需要逐步完善自我和提升自我；至于认知他人的能力，丹尔尼教授认为每一个社会人都不可避免地要与他人进行沟通、交流、合作，倘若在这个过程中不能很好地把握自己与对方的关系，那么就很可能出现狂妄自大和妄自菲薄两种极端情况发生。一些人由于处理不好这三者之间的关系，所以就会发生自我评估不准确，他人定位不完善，最终造成为人处事中心怀恐惧情绪，将事态搞僵。

总之，认识具有社会性，在全球一体化的今天，一个人想要很好地生存、生活，光靠自己是行不通的，必须借助他人，学会与他人交流合作。

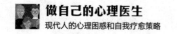

所以，我们首先要学会正确认识自己，明确知道自身优势和劣势，其次从各方面提升自己，只有品格、性格和修养等方面全面完善，一个人才能完全抛弃为人处世中的恐慌情绪，做到用宽广的角度和发展的眼光去看待问题和对方，既可以取他人之长补自己之短，也可以做到双方平衡相处。

情绪便利贴

　　不擅长与人交流，不敢与对方直视，更不愿与他人博弈，这一连串的问题背后都隐藏着一个根源——恐惧情绪。所以，想要做到与他人和谐相处，就要直面情绪问题所在，本着从他人身上去学习的态度来提升自我，完善自我。

35 岁以前，你要学会使用自己的智慧

对人来说，有些情绪是必要的，例如适度的紧张能够提升大脑的活跃度，从而让人的工作效率进一步提高。只要避免让大脑长时间处在紧张状态，就不会对身体造成危害。对成功的人生而言，在 35 岁到来之前学会使用自己的智慧是十分必要的，所谓的适应智慧，就是指理性地控制情绪，只获得情绪积极的一面。

一项加州大学伯克利分校的研究揭示了适度的紧张为人们所带来的好处，研究人员也因此强调了控制紧张情绪是十分必要的。研究成员们发现，紧张情绪能够促使大脑生成新的负责改善记忆的细胞。需要留意的是，只有在断断续续的紧张情绪下，才能达到这种上述让人惊喜的效果。而只要紧张情绪持续超过几分钟，便会抑制大脑生成新细胞的能力。研究者称："我们认为间歇性的压力事件可以让大脑保持警惕，而警惕时往往能取得更好的绩效。"

对于动物而言，它们经常经历间歇性的紧张，表现形式是它们在即时环境中时常遭遇的生存威胁。在很早之前，人类也处于同样的环境当中。随着人类脑部的进化和发展，人们已经能够对将来的事产生预料和担忧，这便令人们时常陷入长时间的紧张中。

长期持续的紧张对人的身心健康有百害而无一利。除了给人带来心脏病、抑郁症和肥胖的风险外，紧张还会使人的认知能力降低。幸运的是，对职场人士而言，在现代生活当中，除非你正在被狮子追赶，否则多数时候的紧张都来自主观情绪，可以由你控制。

那些善于控制情绪、工作效率最高的人士并不是不能体会到紧张情绪，而是当他们陷入紧张环境时，可以迅速部署一套良好的应对策略。无论他们所处的工作环境发生了什么意料之外的情况，都可以凭借良好的应对策略降低紧张程度，以此确保他们所经历的紧张是间歇性的，不会持续过久而影响到工作效率。

很多成功人士面对紧张环境时有各自的应对策略，麦肯锡的专家学者也不例外。下文为你罗列一些麦肯锡人士常用的掌控自己情绪的策略。其中有些看上去很简单，但是其中最难的莫过于，你必须在情绪失控的时候想到使用这些策略，而且能把这些策略落到实处。

首先，你要对自己的拥有之物表示感激。别忘了抽出一些时间思考你所应当感激的东西。这么做可以改善你的情绪，如果每天都能做到努力培养感激的态度，便可以提升你工作的精力，甚至获得更健康的身体。

凡事不要问"假如"。"假如"只会加剧你的紧张和忧虑。事情可能的发展方向是多种多样的，你越是花费时间去"假如"，就越患得患失，就越是缺少时间和足够的精力让自己镇静下来，这样你将很难控制情绪。善于控制自身情绪的人都明白，过分去担忧"假如"，只会让他们不愿意看到的事更快地发生。

其次，你需要保持积极的态度。为了让自身更加乐观活跃，你可以把大脑的注意力投向让你感到轻松无压力的事情上，从而利用积极的思想帮助你缓解紧张的情绪。你必须思考一些积极的事情，这样可以给你漫无目的的大脑提供些许灵感。在工作相对不顺利时，积极的态度能够给你的思维带来新的活力。

当你的工作相对不顺利时，烦躁情绪就会找上你。此时，你可以回忆一天的生活，从中找出一件积极的事情，无论它看上去有多么微不足道。如果你当天的经历实在乏善可陈，那就想想前一天，甚至上一周发生的积极的事；又或者，你可以期待一件未来短期内将要发生令人兴奋的事，让自己从烦躁中抽身，从而集中注意力。

"断网"也不失为一个好方法。由于我们的目的是把紧张的状态分解开来，使之成为断断续续的状态，因此不难理解"断网"也是控制我们紧张情绪的良好途径之一。当你全天"联网"，在工作中随时"待命"，便有可能接二连三地遇到各种繁杂事务。不如给自己"断网"，然后深吸一口气，关掉手机和电脑，就能让自己从源源不断的紧张情绪中暂时逃离。

我们需要承认的是，科技给了我们随时随地保持联系的权利，却也束缚了我们的自由，让我们不得不"全天候待命"。你的手机随时都有可能收到消息和邮件，从而影响到你的思维轨迹，让你的思维被碎片化的事情占据。在这样的情况下，即使你正在夏威夷度假，也很难享受到工作之外的片刻宁静。

如果对你而言，在工作日的下班后切断工作通信渠道是件不可能的事，那么为什么不给自己一个轻松愉快的周末？选择一个时间段，让自己彻底远离网络，也让同事们逐渐接受在周末"找不到你"的事实。每个星期都通过这种方式为自己的心灵充电，工作上的压力将大大缓解。

另外，不可忽视的一点就是保证睡眠。多年来，学界关于睡眠对情商和压力管理的重要性已经做了大量论述。当你处于睡眠状态，大脑就相当于被"插入充电器"，它会整理全天的记忆，将一天发生的内容存储或者放弃。因此，只要你睡过一个相对安稳的觉，第二天早上便会觉

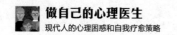
得头脑清醒；当一个人缺乏睡眠，其反应能力、注意力和记忆力都会有所下降。

情绪便利贴

　　紧张和忧虑源自我们对事物的扭曲观点，而有效地控制自己，则是一个人在 35 岁前的一堂必修课程。掌控自己需要智慧，是建立在对自己大脑的正确理解和科学方法的基础之上的。

欲望心理学，为什么人会被最普通的东西操纵

随着生活和工作节奏的加快，人们的烦恼似乎越来越多。有些人会莫名其妙地大发脾气，也有些人会毫无来源地惶恐，这些无名之火与恐惧情绪究竟如何而来，又怎么才能赶跑这些坏心情呢？瑜伽大师萨古鲁为此专门创立了一门独特的瑜伽术——心情瑜伽。

在人生中，身陷坏情绪中的我们常常在思考，到底是什么压垮了自己？是工作，还是家庭生活，抑或是人际关系？如果认识不到问题的根源，那么谜团就不能被解开，自己依然成为"别人"手中所操控的提线木偶。

迪福曾经说过："害怕危险的心理比危险本身还要可怕一万倍。"恐惧的情绪很容易搅乱一个人的心情，甚至将结局全盘颠覆，审计师赵洪斌就是其中的受害者之一。

身为审计师的赵洪斌每天都要和烦琐的数据和大量的报表打交道，哪怕一个小小的疏忽和纰漏，都会严重影响到客户的利益和自己所在部门的声誉。用赵洪斌的话来说："每天都有生活在风口浪尖上的感觉。"

就是这些每天的日常工作，都让赵洪斌感到忧心忡忡，他担惊受怕地申报着一份又一份表格，总是害怕会有意外发生。就连助手的工作他都要全程监管，助手做完一次，他再重新检查一次，生怕哪次出了意外。

就这样，他一天到晚都在想着工作，工作压力自然就形成了。

赵洪斌很苦恼，按他的话来讲："我也不想这么累，可我就是不放心啊，万一哪出了纰漏，损失的可不只是利益，还有名誉啊！"对他来说，简单的日常工作牢牢操纵着他，使他身心俱疲。

如何赶走疲倦？很多人都面临着这样的问题，有人去旅游，可到了外面才发现，旅游并没让自己放松，因为导游总是不断地催促他"快点，快点，车要开了"。有人选择和亲友相聚，但这也没起到什么作用，因为亲朋好友总是问他"工作如何，有没有升职，什么时候加薪"。有人选择蒙头大睡，结果却根本就睡不着——心里想着事，怎么睡？

这些人之所以得不到放松，完全是把休闲当成了一种程式化，被那些看似正确的方式当成了正确的疗法。旅游、会友、居家，看似普通，实际也是精深的学问。若是为了放松而选择了这些"普通"，便等于又被操控了。

刘佳的压力太大，她认为工作不如意，生意不景气，爱情没着落，朋友没义气，家人还总和她生气。压力这么大，刘佳终于在某次和家人的争吵之后崩溃了，她决定出去走走，散散心，缓解一下压力。

丽江是她梦寐以求好久的地方，古城的幽雅舒适使她流连忘返。尝过了云南名吃，听过了古城酒吧特殊的慵懒，刘佳决定跟个旅行团，去挑战一下梅里雪山的壮美。行程单上写得极好，这一路上她能看到纳帕海的壮阔，能见识到拉什海的美丽，还有被白雪覆盖的白蟒雪山、美丽的月亮弯和惊心动魄的山路十八转。

怀着巨大的希冀，刘佳登上了旅游车，但没到半天她就后悔了——旅行车在山路上前进，颠簸难行。每到一个景点，只停留十几分钟便继续行路。刘佳还没来得及仔细欣赏，便不得不和美景告别。

终于，当车到达香格里拉之后，刘佳决定脱团了。"我为什么非要被这些规矩操控着呢？谁规定旅行就必须跟旅游团了？我是来欣赏美景的，是来散心的，不是来参加军事化管理的！"刘佳心下想着，打起了背包，坐上了返回丽江的车。

接下来的时间，刘佳或坐车，或步行，沿着旅游行程表上的路线，把沿途的所有美景都转了一个遍。最后，当她自泸沽湖回转的时候，她的身心才得到了真正的放松。"不论是什么时候，在被左右之前，先仔细想想，那个操控着自己的，为自己指引的到底是不是适合自己本来的方向……"这是刘佳最终得到的结论。

心理学家认为，愉快与痛苦相比，人们更能记住痛苦。所以，当你心情不好的时候，尝试着让自己做一些喜欢做的事情来转移注意力，例如背包旅行、画画、插花、茶艺和写字等兴趣对平静心态都会有很大帮助。

人还应当均衡地摄取蛋白质、维生素和植物纤维等食物，这有利于迅速排出咖啡因和多余的脂肪，从而达到减轻压力的作用。另外，为了让心情尽快恢复常态，参加一些体育锻炼也可以减少肾上腺素多余的分泌，最终达到分散压力的作用。

在生活和工作中，很多不起眼的小事情或者日常必须接触的事物都可能成为操纵自己的"主谋"，令情绪陷入一个可怕的泥潭当中。所以，我们一定要学会将压力变为动力，通过有效的、合理的方式来减轻身上的"负载"，带上好心情轻松上阵。

情绪便利贴

辨别一下自己是否已经受到"控制"，然后在心底跟自己约定：不管是生活还是工作中的事情，我都要成为自己的主人。只要有必胜的信心和科学的途经，自己就不会被无谓的坏情绪所掌控，从而顺利开启自由自在、无拘无束的人生。

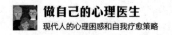
你的不成功，输在了情商而非智力

前些年，心理学家提出了一个相对于智商而言的心理学概念——情商。情商是指情绪的商数，特指"人的乐观与悲观，急躁与冷静，大胆与恐惧，沉思与直觉等情绪反应的程度"。人际大师卡耐基认为，一个人的成功只有 20% 取决于智商，而高达 50% 以上都归功于情商。

美国某权威部门曾经做过一项调查，调查结果显示美国近二十年来政界和商界的成功人士平均智力持续在中等水平，而情商却相当高。其中最具有代表性的当属前总统小布什。根据智商统计数据表明，小布什的智商仅为 91，其水平在历届总统中倒数第一；而世界艺术大师安迪沃霍尔，他的智商只有 66，但他却在诸多领域获得极大成功。

因此，心理学家认为一个人成功与否与智商的关系不大，关键在于情商指数。

郭嘉与王玲同时入职，两个人年龄相仿，唯一的差别就是郭嘉学历为大学专科，而王玲的学历是大学本科。

刚在一起共事的时候，王玲总是有意无意地为难郭嘉，认为"她和自己不在同一条水平线上"。就像那一次，郭嘉刚刚接触数据统计有些摸不着头脑，当她向王玲虚心请教的时候，王玲总会不耐烦地说："你再等一会，没看我正在忙着。没空，没空！"这样的事例比比皆是，在王玲再三拒绝后，郭嘉也很知趣地不再"打扰"对方。

王玲工作起来得心应手，她觉得自己十分优秀，可是随着年终"优秀员工"评选结果的公布，王玲的心顿时凉了一大截，因为上面赫然写着"年度优秀员工——郭嘉"。

"什么会这样，太不公平了。"很显然，王玲不能接受这个结果，对此她有诸多不满和愤恨。王玲越想越生气，竟然连午餐也没吃。到了下午，王玲的胃开始抗议起来，她多年的老胃病复发了。看到王玲痛苦的模样，郭嘉二话不说，赶忙跑去药店买胃药，并且"顺路"给王玲带来一份热热的白粥。

"趁热把粥喝了吧，喝过之后吃点胃药，那样你就不会这么痛苦了。"看着郭嘉一脸诚恳的样子，王玲不好意思地红了脸，她在心里暗自想："郭嘉优秀员工的称号当之无愧。"

美国哈佛大学心理学院的学生历时四年的时间对一百名上班族进行了测试，结果显示对于领导层来说，情商的影响力是智商的九倍左右。哪怕智商较低的人能够拥有高情商指数，他成功的概率依然很大。看来，郭嘉因为自信、勇敢、乐观和和谐的人际关系弥补了智商的补足，从而赢得了同事的喜爱。

何源源自毕业后就一直从事与策划有关的工作，她去年跳槽至一家著名的广告公司，任职策划总监一职。

由于工作需要，何源源需要与各个部门打交道，比如计划部、销售部、市场部等，因为何源源成功策划的案例很多，上司决定对她重用，让她负责一位重要客户的大单子。

由于这项策划案十分重要，各部门全力配合何源源的工作，经常加班加点地寻找资料以满足何源源的工作需要。一个月后，客户对这项策划案表示出极大的兴趣，并当场表示还会继续与之合作。

听到客户的肯定，何源源骄傲极了，她将所有的功劳都包揽在自己身上，这一举动引起多部门成员的不满。就在上司准备提拔何源源的重要时刻，公司上下反对声音一片。最让何源源气愤的是，在公司内部公开考核中，"功劳大"的自己分数竟然极低，远远地落在"平庸"同事的后面。何源源认为这是同事们在妒忌她的能力，故意与她找麻烦，她认为人人都

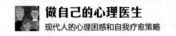
在排挤自己。

　　尽管何源源能力很强，但是她性格骄傲孤僻，不懂得与他人共同分享成绩，占有欲较强。看来，何源源就属于智商高、情商低的一族。想要摆脱当前尴尬的状态，何源源就要彻彻底底地改变自己，管控好情绪，平衡好心态。根据发展规律来讲，一个人发展到的高度越高，所需的情商也就越高。如果因为自身性格的问题令人际关系出现障碍，只会让发展生涯受到阻碍，这一点我们已经在何源源的身上看得清清楚楚。

　　首席职业顾问卞秉彬先生指出，情商宏观上包括这样的两个方面："情绪的认识与控制和人际关系的处理能力。"情绪会影响和决定一个人的态度和做事方法，进而影响整个事情的解决，所以，情绪是每一个人非常重要的一方面，有时候它在整个串联事件中起到绝定性的作用。学会调控情绪、利用情绪，你将会有意想不到的收获。

情绪便利贴

　　智商虽然是成功极其重要的因素，但是影响一个人最重要的条件依然是你的性格、你的情绪、你的心态等这些品质。所以，我们应当有计划地锻炼自身情商，在提高情商的基础上为成功奠定坚实的基础。

生活不是演戏，你不需要为谁献技

有人说人生就是表演，区别在于有的人知道自己在表演而且尽可能演好，有的人在表演但讨厌别人说他在表演，而且不在乎"观众"的感受。

诺曼·邓金说："我们生活在以表演为基础的剧本文化中，表演者与观众的界线已变得模糊了，文化本身也成了一种戏剧演出。"姑且不论孰对孰错，暂时也不去讨论我们是不是人生的演员，可是大家必须明确一点，每一个人都有独特的生活轨迹，我们不需要去讨好谁，为谁去献技。

梅晓婷总是说自己每天都在戴着面具示人，不管内心是喜、是怒、是哀、是乐，她都要摆出一副标准的微笑神情去上班，生怕哪一天老板心情不顺把自己炒了鱿鱼。她今年已经三十五岁了，现在的工作是刚刚找到的，职务是文员，对此她十分珍惜。

五年前，梅晓婷结婚生子之后便当了全职妈妈，这几年的时间中完全与社会脱节，更无从谈起工作经验。孩子上了幼儿园之后，梅晓婷准备"全面复出"，此时此刻的她才知道找一份工作有多么的艰难。

"人才市场上都是二十出头的小姑娘和小伙子在投递简历，而公司似乎也更愿意录取这些带有活力的面孔。我本人学历一般，年龄又稍稍偏大，很多招聘者一听说我的工作经验几乎为零的时候直接将头转向其他方向。要知道现在的这份工作，我真是费了九牛二虎之力才得来的。"梅晓婷一脸苦笑地说道。

"因为格外珍惜这份工作，我的潜意识里总是在讨好经理。不管分配给我什么样的工作，工作难度有多大，我都会顺从地答应下来，然后没日没夜地恶性补习。就这样，第二天我依然会顶着黑眼圈面带微笑地去上

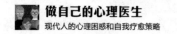

班。"梅晓婷如是说。

说到这里，梅晓婷的脸上依然始终保持着一样的表情，她顿了顿又说："很多人都问我这样做开心吗？说实话，这样小心翼翼地去工作，去讨好，去扮演简直是太累，可是我还有别的办法吗？"

梅晓婷用自己的真实经历向人们诉说了一个这样的现状，迫于职场和生活的压力，很多人都在不自觉中戴上了标准模式的面具，希望以此能够保全自我，要知道这样做不但不能改善自己的心态，反而有扭曲心理的趋势。

一直以来，冯建生都生活在自己所导演的剧目中。

只有初中文化的他很早就在社会上闯荡，他凭借敏锐的洞察力成为当地最早的小摊贩之一。慢慢地，冯建生从小本生意开始起家，成就了如今的小有规模的服装厂。按说事业小有成就的他应该会开心，可是冯建生的内心却总是充满了苦意。

看到身边的朋友个个都是高学历的人才，其中不乏"海归派"，冯建生就会酸楚楚的。自己的初中文化仿佛像一座大山沉重得令他抬不起头，由于自卑心理在作怪，冯建生开始害怕与人接触，而且这种形势愈演愈烈，很多时候都是"硬着头皮"谈生意。

"别看我在谈判桌上与对方谈笑风生，其实我的内心很胆怯，可以说自己所做的一切都是'装'出来的。我害怕别人知道我的学历，也害怕别人知道我的经历，所以我总小心翼翼地伪装自己。"冯建生终于承受不住内心的煎熬，向心理医生吐露心声。

为了帮助冯建生走出心理误区，心理医生对他说："过去的经历是你人生中最重要的一部分，你不要过于纠结在此。"除此以外，医生建议冯建生与他人坦诚相待，不要将自己的过去看作是一件丢人的事，而是要大大方方地"站起来"，挺起胸膛做人。

听从了医生的话，冯建生试着开始转变。与此同时，他也为自己报了很多学习班。一番充实的生活过后，冯建生笑了，他笑着说："过去的我真傻，所以才让自己那么累。现在好了，我就是我自己，我不用逃避什么，也用不着讨好什么，如今的心情很放松，很自然。"

对于过去的冯建生来说，为了逃避看似"卑微"的过去，他试着脱离现实，可是这样的他永远找不到真实的自己。在现实中，我们必须尊重自己，尊重现实，还有尊重生活与现实趋就的种种逻辑。

人生一世，谁都想活得自由自在，心情无忧无虑。可是想要活出真实的自己，就要学会正视生活，懂得自己掌控命运。倘若你总是小心翼翼地向他人献媚或是讨好他人，那么你就会生活在一个固定的模式中，无法去过自己喜欢的生活，也无法去做自己喜欢的事情。

情绪便利贴

在大千世界中，我们有时候会为了一些所谓的事情牺牲包括自己个性在内的许多东西，委曲求全地"演戏"。然而，这样的我们并不快乐，甚至会因为寻找不到自我而感到恐慌。红尘滚滚，不如扫除一切阴霾，潇洒地在人世间行走。

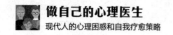
对未知的恐惧，终于成了你现在的担忧

世上本无事，庸人自扰之。现代社会是竞争激烈的社会，它不仅考验着每个人的能力，而且也在无形中衡量一个人是否具有良好的情绪和健康的心理状况。有时候，我们会片面和盲目地看待一些事情，在对于一些无法认知和确认的问题上常陷入无休止的恐惧与忧愁，甚至不能自拔。

网上流传这样一则笑话：话说有一条鱼被一个小男孩养在鱼缸里，它每天游来游去，总会碰到鱼缸壁，为此它很难过。慢慢地，小男孩看到鱼长大了，他就为这条鱼换了大一点的鱼缸，鱼依然不高兴，因为它害怕游的时候会碰壁，所以它不吃不喝。小男孩看到之后担心极了，赶忙把鱼放回小河中，心想，这下鱼可以开心地游来游去了。可是，这条鱼还是闷闷不乐，它在想："这个新鱼缸看似挺大，可究竟多么大？我不会又被缸边碰疼了吧？"

其实，在生活和工作中，一些人的心态和这条鱼一样，换了"鱼缸"，仍担心还会"碰壁"，仍然找不到施展空间，他们缺乏安全感，内心充满了恐惧与忧愁，最终在漫无目的地反复折腾中失去了原本清晰的规划，最终平平庸庸、碌碌无为。

整个幼儿园里最有人缘的人莫过于丁敏了，她不仅长得漂亮，还很善良。尤其是她的细心周到，使所有人都对她竖起拇指。她总能在事情发生之前想到各种可能，为幼儿园避免了很多次可能发生的事故。幼儿园园长逢人便夸，说自己找了个好员工，"只要丁敏在，我就什么都不怕！"园长的高评价并没使丁敏迷失自我，而是更加努力地工作。

其实丁敏也有自己的梦想，那就是创办一家属于她自己的幼儿园。她总爱和人滔滔不绝地讲述自己的建园方案，做出各种假设和幻想，在她的梦想里，那家幼儿园将是最受小朋友们喜欢的天堂。

有个投资商得到了这个消息，就主动找上了丁敏，说自己愿意出资为丁敏建这所幼儿园。乍一听到这个消息，丁敏简直激动坏了。但笑脸在她的脸上并没有持续三分钟，便渐渐退去了。

"对不起，我不能接受您的帮助，很抱歉，我不打算建幼儿园了。"丁敏语出惊人，投资商被吓了一跳，不明所以。

"别误会，我不是不相信您，而是我觉得我还是更适合老老实实地工作，不适合创业。"丁敏言语中有些唏嘘和怅然。

"为什么呢？您不是很想办一家幼儿园吗？"投资商决定问出个究竟。

"以前我手里没有钱，所以一直很想开，那时候我对幼儿园的态度只停留在希望的基础上。如今有了钱了，我要思考的东西会更多。想要办幼儿园，首先要选好场地，倘若地理位置不佳，那么幼儿园招生就会存在困难。其次，幼儿园的师资力量也是难题，我还要对新招聘的教师培训，如果他们的素质参差不齐，就会为今后的儿童教育存在隐患。还有，现在的孩子都是家中的独苗苗，万一他们在幼儿园内发生些意外，后果简直不堪设想。"丁敏一口地罗列出很多她所担心的事项。

投资商一听，连连摇头，同时也在心底暗自庆幸："多亏没和这种患得患失的人成为合作伙伴，不然日后的合作一定会更加困难。"

大家都听说过杞人忧天的故事，丁敏就是害怕这个、担心那个的杞人。

如今的社会人面临着各种前所未有的挑战，面对种种未知，大家心里自然会出现一定程度的不安全感。心理专家认为，面对未来内心出现某种担忧是正常现象，但是这需要控制在一定的心理范围内，否则就成为严重的心理疾病，成为个体人生道路上的"绊脚石"。

近日，某网站开展"人生不安全感"的投票调查，结果显示：45.56%

都会对未知事项出现担忧情绪，但是这种情绪不会困扰自己太久，它会随着自己的努力和事态发展而消失；23.44% 的人则表示不会为没有发生的事情恐慌，他们认为"既然没有发生，那又何必自寻苦恼"；而剩余 31% 的人对未来表现出强烈的恐惧感和不安全感，他们害怕会出现意外，也担心事情会发展得不顺利，因此会表现出闷闷不乐、对自己没有信心的行为特征。

基于此项调查结果，我国著名社会学者朱瑞光表示："不要害怕将来的路会有多难，也不要为明天的事情担忧，因为如果你无法专注于当下的旅途，你将错过一些美好的人生风景和特殊的时刻。"

有这样一句话："不要为明天忧虑，因为明天自有明天的忧虑；一天的难处一天挡就够了。"这句简单的话语中蕴藏着很大的人生哲学，即我们无须为明天没有发生的事情而担惊受怕，专心地过好今天，活出自我本色就是对自己最好的掌声和礼赞，套用这样一句话作为结尾："如果没有把握好现在，那么未来也就无从谈及。"

情绪便利贴

每个人都拥有自己的梦想，成功往往看似遥不可及。但是，我们只需要继续努力，而不是怀疑自己的能力，不要变得忧心忡忡。只要用心完成眼前的每一件小事，就意味着我们距成功又近了一步。

远离不确定，让一切掌握在自己的手中

学过经济学的人都知道，经济学上有一个著名的"希尔顿钢板价值说"，也就是说一块普通的钢板价值为五美元，如果把这块钢板加工成为马铁掌，就会卖到十美元；倘若把钢板做成钢针，那么价值就会在三千五美元之上；如果能够将钢板做成手表的指针，价值更会一路飙升，直接攀升到二十五万美元。其实，资历平平的我们就是那一块"普通的钢板"，如果能够做到合理把握，那么人生的价值很可能成千上万倍的提升，成为一个超高附加值的人。

有这样一位商人，他在一条繁华的街市上开了一家餐馆。起初他的餐馆内人来人往，生意很好。可是到了后来，进门就餐的客人竟然寥寥无几，餐馆面临倒闭。

一位债主找到商人索要债务，只见商人可怜地蹲在地上思考自己失败的原因。债主问道："难道你不知道自己为什么会失败？"

商人点点头，回答："我对待客人很热情，而且也嘱咐过后厨要将菜量放大，可是为什么大家都不来我的餐馆吃饭？"

债主说："看来你还没有找到问题的根源，这样吧，你欠我的债务我不要了，就算我入股和你一起合作开餐馆，如何？"

商人尽管有些不情愿，但是看到空空的口袋，还是点头答应了。

在合伙人的帮助下，商人将目前的经营状况列在一张资产负债表上，大到整个门面，小到一桌一椅，一碗一筷都写得清清楚楚。"有必要这样吗？"商人疑惑地问。

"当然，现在你我是合作关系，我们需要根据现实状况重新制定一份

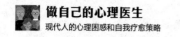

计划。"债主肯定地说。

就这样，他们将餐馆的规划分成近期、中期和远期三个步骤，近期所要做的就是把门面、地板重新更换装修，桌椅、橱柜都要重新洗刷、油漆。

有了合理的规划，商人觉得工作起来得心应手，得到重新开张的那一天，前来餐馆用餐的人络绎不绝，很快他们就达到了中期计划。"照这样下去，距离我们开三家分店的远期目标也就不远了。"想到这里，商人浑身干劲十足，乐得合不拢嘴。

做事没有计划，没有条理的人，不管从事哪一行都不会取得成就，这就是商人曾经失败的原因。事实上，做事有目标，对于每一个人来说不仅仅是一种做事的习惯，也反映出他的内心状态，这是衡量是否能够取得成功的重要因素。

华罗庚是科学巨匠、著名的数学家。他是中国解析数论、典型群、矩阵几何学、自守函数论与多复变函数论等很多方面研究的创始人与开拓者。他做事条理性极强，就算一个简单的日常生活场景，也会安排得非常妥当。

例如烧水泡茶，他会根据现实状况去统筹安排，首先生火烧水，其次利用烧水时间去清洗茶壶茶杯，等水开了，那么茶壶也洗好了，正好泡茶喝。从这件不起眼的小事上，可以看得出华罗庚是一个做事有计划、有目标的人。

《易经》说："取法乎上，仅得其中。取法乎中，仅得其下。"意思是说，"一个人制定了高目标，最后仍然有可能只达到中等水平，而如果制定了一个中等的目标，最后有可能只能达到低等水平。"从实际出发，根据自身条件去规划人生目标既不好高骛远，也不会循规蹈矩，它能够充分体现个人的人生观和价值观，从而规避自身劣势，发扬优点去发挥最大潜能。可以这样说，一个人拥有了目标就等于远离了不确定因素，加上能够身体力行、坚定信心、持之以恒，一定能够实现自己的理想和目标。

情绪便利贴

英国有句谚语，叫作："目标刻在水泥里。"也就是说目标一旦确立，就应该成为终生奋斗的座右铭和真理，成为自己人生的航向标。人只有抓住自身的优势，确立奋斗目标，实现远大理想，人生才会更加辉煌。